Nathalie Wauthoz

La chimiothérapie inhalée pour combattre les tumeurs pulmonaires

Nathalie Wauthoz

La chimiothérapie inhalée pour combattre les tumeurs pulmonaires

Développement de poudres sèches pour inhalation à base de témozolomide

Presses Académiques Francophones

Impressum / Mentions légales

Bibliografische Information der Deutschen Nationalbibliothek: Die Deutsche Nationalbibliothek verzeichnet diese Publikation in der Deutschen Nationalbibliografie; detaillierte bibliografische Daten sind im Internet über http://dnb.d-nb.de abrufbar.
Alle in diesem Buch genannten Marken und Produktnamen unterliegen warenzeichen-, marken- oder patentrechtlichem Schutz bzw. sind Warenzeichen oder eingetragene Warenzeichen der jeweiligen Inhaber. Die Wiedergabe von Marken, Produktnamen, Gebrauchsnamen, Handelsnamen, Warenbezeichnungen u.s.w. in diesem Werk berechtigt auch ohne besondere Kennzeichnung nicht zu der Annahme, dass solche Namen im Sinne der Warenzeichen- und Markenschutzgesetzgebung als frei zu betrachten wären und daher von jedermann benutzt werden dürften.

Information bibliographique publiée par la Deutsche Nationalbibliothek: La Deutsche Nationalbibliothek inscrit cette publication à la Deutsche Nationalbibliografie; des données bibliographiques détaillées sont disponibles sur internet à l'adresse http://dnb.d-nb.de.
Toutes marques et noms de produits mentionnés dans ce livre demeurent sous la protection des marques, des marques déposées et des brevets, et sont des marques ou des marques déposées de leurs détenteurs respectifs. L'utilisation des marques, noms de produits, noms communs, noms commerciaux, descriptions de produits, etc, même sans qu'ils soient mentionnés de façon particulière dans ce livre ne signifie en aucune façon que ces noms peuvent être utilisés sans restriction à l'égard de la législation pour la protection des marques et des marques déposées et pourraient donc être utilisés par quiconque.

Coverbild / Photo de couverture: www.ingimage.com

Verlag / Editeur:
Presses Académiques Francophones
ist ein Imprint der / est une marque déposée de
OmniScriptum GmbH & Co. KG
Heinrich-Böcking-Str. 6-8, 66121 Saarbrücken, Deutschland / Allemagne
Email: info@presses-academiques.com

Herstellung: siehe letzte Seite /
Impression: voir la dernière page
ISBN: 978-3-8381-7285-9

Copyright / Droit d'auteur © 2014 OmniScriptum GmbH & Co. KG
Alle Rechte vorbehalten. / Tous droits réservés. Saarbrücken 2014

TABLE DES MATIÈRES

3

ABRÉVIATIONS

ATTC :   *American Type Culture Collection*

Cancer NSCLC :   cancer du poumon non-à-petites cellules *(Non-Small Cell Lung Cancer)*

Cancer SCLC :   cancer du poumon à petites cellules *(Small Cell Lung Cancer)*

CFC :   chlorofluorocarbone

d_{ae} :   diamètre aérodynamique

DAPI :   *Di Aminido Phenyl Indol*

DLT :   toxicité limitant la posologie *(Dose-Limiting Toxicity)*

DMT :   dose maximale tolérée

DPI :   inhalateur à poudre sèche *(Dry Powder Inhaler)*

EGFR :   récepteur du facteur de croissance de l'épiderme *(Epidermal Growth Factor Receptor)*

ERV :   volume expiratoire de réserve *(Expiratory Reserve Volume)*

FEV_1 :   volume expiratoire forcé en 1 seconde *(Forced Expiratory Volume in 1 second)*

FVC :   volume expiratoire forcé total ou capacité vitale forcée *(Forced Vital Capacity)*

FFP :   *Filtering Facepiece Particles*

FITC :   *Fluorescein IsoThioCyanate*

FRC :   capacité résiduelle fonctionnelle *(Functional Residual Capacity)*

FPD :   dose de particules fines *(Fine Particle Dose)*

FPF :   fraction de particules fines *(Fine Particle Fraction)*

HEPA :   *High Efficient Particulate Air*

HPLC :   chromatographie liquide haute performance *(High-Performance Liquid Chromatography)*

IC :   capacité inspiratoire *(Inspiratory Capacity)*

IRV :   volume inspiratoire de réserve *(Inspiratory Reserve Volume)* iv :   intraveineuse

MTIC :   5-(3-methyltriazen-1-yl) imidazole-4-carboxamide

MMAD :   diamètre aérodynamique médian massique *(Mass Median Aerodynamic Diameter)*

MsLI :   impacteur à cascade multi-étages *(Multi-Stage Liquid Impinger)*

MTT :   3-(4,5-diméthylthiazol-2-yl)-2,5-diphényl tétrazolium bromide

NCCLS :   *National Commitee for Clinical Laboratory Standards*

NCI-CTC :   *National Cancer Institute – Common Toxicity Criteria*

NGI :   impacteur de nouvelle génération *(Next Generation Impinger)*

P90H :   phospholipon 90H

pMDI :   inhalateur pressurisé à valve doseuse *(pressurized Metered Dose Inhaler)*

RPMI :   *Roswell Park Memorial Institute*

RV :   volume résiduel *(Residual Volume)*

TLC :   capacité pulmonaire totale *(Total Lung Capacity)*

tpm :   tours par minute

TV :   volume courant *(Tidal Volume)*

VC :   capacité vitale *(Vital Capacity)*

WHO :   organisation mondiale de la santé *(World Health Organization)*

RÉSUMÉ

Les tumeurs pulmonaires, qu'elles soient primaires (principalement représentées par le cancer du poumon non-à-petites cellules) ou secondaires (métastases), causent la mort de plusieurs centaines de milliers de personnes par an à travers le monde. Malgré les modalités de traitements existantes, un plateau thérapeutique a été atteint avec un taux de survie à 5 ans de maximum 15%. Actuellement, il est connu que le cancer du poumon non-à-petites cellules ainsi que les métastases sont intrinsèquement résistants à l'apoptose.

Pour apporter des réponses aux principales problématiques rencontrées avec l'administration systémique de la chimiothérapie conventionnelle qui est principalement constituée d'agents pro-apoptotiques, nous avons développé des formulations à base d'un agent antinéoplasique aux propriétés anticancéreuses non pro-apoptotiques qui sont destinées à être administrées de manière localisée par la voie inhalée. Il faut savoir que l'inhalation est la voie d'administration préférentielle des principales affections respiratoires telles que l'asthme, la bronchopneumonie chronique obstructive et la mucoviscidose.

La première partie de ce travail a consisté à produire et à évaluer des formulations à base de témozolomide destinées à être administrées chez la souris porteuse de pseudo-métastases pulmonaires (issues d'un mélanome expérimental, le modèle B16F10), soit via la voie intraveineuse (iv) conventionnelle soit via la voie inhalée à l'aide d'un dispositif endotrachéal approprié. La suspension pour inhalation a été produite à l'aide de technique de réduction de taille et a été stabilisée à l'aide de phospholipides compatibles avec la voie pulmonaire. L'activité anticancéreuse
in vitro a été vérifiée pour le témozolomide formulé sous forme de suspension pour inhalation et de solution intraveineuse par rapport à du témozolomide non formulé sur des lignées de cellules cancéreuses de cancer humain NSCLC A549, de

glioblastome humain T98G et de mélanome murin B16F10. Cette dernière lignée a été utilisée pour générer les pseudo-métastases pulmonaires chez la souris en injectant les cellules de mélanomes dans la voie systémique via la veine caudale. La reproductibilité de la dose et de l'aérosol générés à partir de la suspension pour inhalation à l'aide du dispositif d'administration endotrachéal et la déposition des gouttelettes dans les poumons de la souris ont pu être respectivement évaluées avec précision par une méthode de quantification du témozolomide qui a été validée par nos soins, par des techniques de diffraction laser et par des techniques de microscopie à fluorescence et d'analyse d'images histologiques. Enfin, l'activité antitumorale *in vivo* et la tolérance des traitements conventionnels ou localisés ont été vérifiées chez la souris porteuse de ces pseudo-métastases pulmonaires B16F10.

Les résultats ont montré que le dispositif endotrachéal utilisé permettait de produire des doses et des aérosols reproductibles et de déposer les gouttelettes d'aérosol profondément dans les poumons des souris. De plus, lors de l'étude *in vivo,* les traitements administrés étaient bien tolérés et la dose de témozolomide administré sous forme de suspension pour inhalation à l'aide du dispositif endotrachéal avait permis d'obtenir une efficacité antitumorale similaire à une dose similaire de témozolomide administrée par la voie iv conventionnelle. De plus, 11% (3/27) de souris « long-survivantes » avaient été observées avec le groupe traité par inhalation trois fois par semaine pendant trois semaines consécutives et les poumons de ces long-survivants avaient présenté une éradication quasi complète des tumeurs pulmonaires. Ce phénomène n'avait pas été observé dans les groupes de souris traitées de manière conventionnelle.

Ensuite, la seconde partie de notre travail a consisté en l'élaboration du témozolomide sous forme de poudres sèches pour inhalation destinées à être délivrées à l'aide d'un dispositif à poudre sèche à usage humain. Pour ce faire, nous avons développé les poudres sèches pour inhalation à l'aide de techniques de réduction de taille pour microniser la poudre de départ et d'atomisation pour évaporer le solvant et élaborer un enrobage autour des particules micronisées. La nature de l'enrobage était soit hydrophile soit lipophile. Ensuite les caractéristiques physicochimiques telles que les propriétés thermiques, les propriétés cristallines, la distribution de taille particulaire et la morphologie des formulations de poudre sèche pour inhalation ont été évalués à l'aide de techniques appropriées telles que la calorimétrie différentielle à balayage, la diffraction des rayons X sur poudre, la diffraction de la lumière laser et la microscopie électronique à balayage. Les profils de déposition pulmonaire et de dissolution ont été respectivement déterminés *in vitro* à l'aide de l'essai de la pharmacopée européenne utilisant l'impacteur à cascade multi-étages et d'un test de dissolution adapté aux formes pulmonaires. Les quatre formulations élaborées présentaient des caractéristiques physicochimiques intéressantes pour la stabilité à long-terme de la substance active et des formulations. De plus, deux formulations de poudre sèche pour inhalation (les formulations F1 et F2) présentaient des propriétés aérodynamiques tout à fait attrayantes avec une fraction minimale de poudre déposée au niveau du tractus respiratoire supérieure et une fraction maximale de poudre déposée au niveau du tractus respiratoire inférieur où se localisent les tumeurs pulmonaires. De plus, l'ensemble des formulations ont montré que la fraction sélectionnée des particules fines des poudres sèches pour inhalation libérait 75% du témozolomide dans le liquide simulant le fluide pulmonaire endéans les dix premières minutes du test de dissolution *in vitro* adapté aux formes pulmonaires.

INTRODUCTION

I. Les tumeurs pulmonaires

1. Epidémiologie

Dans le monde, les tumeurs malignes pulmonaires, qu'elles soient primaires ou secondaires, présentent une incidence importante et sont la cause d'un grand nombre de décès [IARC, 2008].

Les tumeurs malignes pulmonaires de type primaire ou plus communément nommées cancer du poumon ont été classées soit en tant que cancer du poumon à petites cellules (cancer SCLC), soit en tant que cancer du poumon non-à-petites cellules (cancer NSCLC). Ce dernier rassemble les histologies autres que le carcinome à petites cellules et représente environ 85% des cancers du poumon. Aux États-Unis, 1 529 560 nouveaux cas de cancers ont été recensés en 2010 et 222 520 de ces cancers touchent les poumons, ce qui fait du cancer NSCLC le $3^{\text{ème}}$ cancer le plus fréquent après les cancers touchant les organes génitaux et les cancers de la sphère digestive. Cependant, le cancer du poumon reste le cancer le plus meurtrier selon les statistiques nord-américaines avec 157 300 décès sur 569 490 décès estimés pour l'ensemble des cancers pour l'année 2010 [Jemal et coll., 2010]. Les études épidémiologiques ont révélé le lien étroit entre la fumée de cigarette et l'incidence du cancer du poumon [Alberg et coll., 2007]. De plus, les caractéristiques histologiques du cancer du poumon ont évolué aux cours de ces dernières dizaines d'années en fonction des habitudes tabagiques. Ces dernières se traduisent par une inhalation profonde des fumées de cigarettes à tabac blond et à filtres qui diffusent facilement jusqu'aux alvéoles ce qui a pour conséquence une augmentation de l'incidence de l'adénocarcinome qui est devenu progressivement la forme la plus fréquente (60%), aux dépens des cancers épidermoïdes [Brambilla et coll., 2001 ; Alberg et coll., 2007].

Les tumeurs malignes secondaires, c'est-à-dire les métastases, qui s'implantent dans le parenchyme pulmonaire sont fréquentes dans les stades avancés des carcinomes colorectaux, du sein, de la prostate, des reins, de la tête et du cou ainsi que dans les mélanomes et les sarcomes dont l'ensemble représente au moins 45% des nouveaux cas de cancers estimés pour l'année 2010 aux États-Unis [Erhunmwunsee et D'Amico, 2009 ; Yano et coll., 2009 ; Jemal et coll., 2010].

2. Localisation dans le tractus respiratoire

Dans le cadre du cancer NSCLC, l'évaluation du stade du cancer se base sur l'étendue anatomique de la maladie par le système TNM où :

➤ T décrit la taille et/ou l'envahissement du tissu environnant de la tumeur primaire,

➤ N désigne l'implication des ganglions lymphatiques régionaux et,

➤ M représente les métastases à distance dans d'autres organes.

Les stades de la maladie sont répartis en 4 niveaux (I à IV) en fonction de leur pronostic vital, chacun de ces niveaux pouvant contenir des sous-catégories. On distingue le stade I (Ia et Ib) où seul T est impliqué, le stade II (IIa et IIb) et III (IIIa et IIIb) où T et N sont concernés et le stade IV où des métastases sont observées [Detterbeck et coll., 2009 ; Rami-Porta et coll., 2009].

Le stade va dépendre de la tumeur primaire en fonction de sa taille (avec des valeurs seuils de 3 et 7 cm pour T1 et T2, respectivement) et de sa localisation dans des structures périphériques (par exemple, la plèvre ou la paroi thoracique) ou dans des structures centrales telles que l'arbre bronchique ou le médiastin ; de la localisation des ganglions lymphatiques impliqués ; et de la présence ou non de métastases à distance [Detterbeck et coll., 2009].

Comme notre travail porte sur les cancers NSCLC, nous ne développerons pas le cancer SCLC.

Les métastases pulmonaires sont issues de cancers primaires implantés dans les poumons ou dans d'autres organes de l'organisme. Les cellules issues des cancers primaires sont véhiculées principalement par la circulation veineuse jusqu'aux artères pulmonaires où elles vont se loger au niveau des petites artères ou artérioles et former progressivement des nodules tumoraux dans le parenchyme pulmonaire [Nakajima, 2010]. Elles auront tendance à se développer plutôt dans les parties basses des poumons en suivant la circulation pulmonaire artérielle. Elles apparaissent dans les stades avancés où le pronostic vital est le plus faible.

II. Le cancer NSCLC

1. Les stades et les traitements

La chirurgie, la radiothérapie et la chimiothérapie sont les différentes modalités thérapeutiques utilisées seule ou en combinaison chez les patients atteints de cancer NSCLC.

a. Chirurgie

La chirurgie consiste à enlever une partie du tissu pulmonaire contenant la tumeur dont la proportion va dépendre de l'étendue de la maladie, de la capacité pulmonaire et de l'état médical du patient. Les différentes ablations sont soit la résection partielle, soit la lobectomie ou soit la pneumonectomie. Pour limiter les récidives, la lobectomie est à préférer à la résection partielle [Chamogeorgakis et coll., 2009]. La chirurgie est le traitement de choix des patients dont la maladie est au stade I (T1-2N0M0), II (T1-2N0-1M0 ou T3N0M0) et pour un nombre limité de patients au stade III (T1-3N1-3M0 ou T4N0M0). Les stades I et II sont rarement accompagnés d'une thérapie néoadjuvante ou adjuvante, par contre pour les stades III, l'approche est très souvent multiple avec de la chimiothérapie et/ou de la radiothérapie en traitement adjuvant à la chirurgie [Robinson et coll., 2003 ; Scott et coll., 2003 ; Smythe, 2003].

b.   Radiothérapie

La radiothérapie consiste à irradier la zone cancéreuse de rayons X de haute énergie afin d'éradiquer les résidus tumoraux microscopiques et de réduire le taux de récidive locale. Elle est utilisée dans les cas de cancers locorégionaux (T3-4 ou N2-3) comme traitement adjuvant à la chirurgie ou dans le cas où la chirurgie est contre-indiquée ou incomplète [Scott et coll., 2003 ; Smythe, 2003]. La chimiothérapie peut accompagner la radiothérapie dans des cas plus avancés (stade III) [Dillman et coll., 1996 ; Robinson et coll., 2003].

c.   Chimiothérapie

La chimiothérapie consiste à administrer des substances actives dans l'organisme. Les voies d'administration les plus utilisées sont la voie parentérale (principalement la voie intraveineuse (iv)) et la voie orale, où dans les deux cas, les substances actives transitent par la voie systémique avant d'atteindre leur cible.

La chimiothérapie est utilisée à presque tous les stades de la maladie. En traitement néoadjuvant ou adjuvant à la chirurgie au stade I ou II bien que non recommandé en dehors d'un essai clinique [Scott et coll., 2003 ; Smythe, 2003]. Au stade III, la chimiothérapie se retrouve bien souvent en combinaison à la radiothérapie [Jett et coll., 2003 ; Robinson et coll., 2003] et au stade IV, la chimiothérapie est le traitement de choix en fonction de l'état du patient [Socinski et coll., 2003].

Les chimiothérapies conventionnelles destinées à traiter les cancers NSCLC sont basées sur les dérivés du platine (dont le cisplatine et le carboplatine) associés le plus souvent à d'autres agents tels que la gemcitabine, la vinorelbine et les taxanes (le paclitaxel et le docetaxel) [Molina et coll., 2006]. Les différentes combinaisons entre un dérivé du platine et l'un de ces agents se sont révélées équivalentes au niveau de leur efficacité [Schiller et coll., 2002].

14

Un plateau thérapeutique est atteint aujourd'hui avec les différentes modalités de traitement et ce type de composés. En effet, le taux de survie à 5 ans pour les patients atteints du cancer NSCLC durant la période 1999-2006 a été d'environ 16% aux États-Unis. Ce taux est fortement dépendant du stade de la maladie avec 53%, 24% ou 4% suivant que la maladie est respectivement à un stade local, régional ou avancé, sachant que 15% des patients diagnostiqués sont à un stade localisé, 22% à un stade régional et 56% à un stade avancé [Howlader et coll., 2011].

Cependant, grâce à l'amélioration de la compréhension de la biologie des cancers en général et des cancers NSCLC en particulier, de nouveaux espoirs sont permis pour combattre ce cancer. Parmi ces nouvelles molécules figurent des inhibiteurs de tyrosine kinase, dont ceux dirigés contre le récepteur du facteur de croissance de l'épiderme (EGFR), tels que le gefitinib. En effet, il a été montré que l'EGFR est surexprimé chez 40 à 80% des patients atteints du cancer NSCLC et est associé à un mauvais pronostic. Les inhibiteurs de tyrosine kinase entrent en compétition avec l'adénosine triphosphate pour son site de liaison et empêchent ainsi l'autophosphorylation de la tyrosine kinase et l'activation des voies de signalisation en aval, ce qui conduit à l'arrêt de la prolifération cellulaire [Bergot et coll., 2007]. Avec des résultats prometteurs dans des études de phase II (« *Iressa Dose Evaluation in Advanced Lung Cancer* » (IDEAL-1 et IDEAL-2)), le gefitinib a été approuvé par la « *Food and Drug Administration* » comme agent de 3ème ligne dans le traitement du cancer NSCLC [Cohen et coll., 2004]. Cependant, les résultats de la phase III «*Iressa NSCLC Trial Assessing Combination Treatment* » (INTACT-1 et INTACT-2) ont montré qu'il n'y avait pas de bénéfice réel au niveau de la survie et de la progression de la maladie [Giaccone et coll., 2004 ; Herbst et coll., 2004 ; Molina et coll., 2008 ; Tiseo et coll., 2010].

Ces études cliniques ont néanmoins mis en évidence le fait que certains sous-groupes de patients tels que des patients de sexe féminin n'ayant jamais fumé et atteints d'adénocarcinome ainsi que des patients d'origine asiatique répondaient mieux que d'autres au traitement à base de gefitinib. Cela s'expliquerait par des mutations sur le

15

domaine de la tyrosine kinase de l'EGFR telles que des délétions dans l'exon 19 et diverses mutations sur l'exon 21 (L858R) [Paez et coll., 2004 ; Bell et coll., 2005]. Depuis lors, de nouvelles études de phase III ont été réalisées en sélectionnant les patients suivant ces mutations et un bénéfice significatif sur la survie a été observé [Tiseo et coll., 2010].

2. Les problématiques rencontrées lors de l'administration systémique des chimiothérapies conventionnelles

Les agents antinéoplasiques utilisés dans les chimiothérapies sont principalement administrés par la voie parentérale (le plus souvent la voie iv) et la voie orale, et transitent dans les deux cas par la voie systémique pour atteindre leur cible. La dose ainsi administrée est diluée dans la circulation générale qui irrigue l'ensemble des tissus de l'organisme. Le manque de sélectivité de ces agents entre les cellules tumorales et les cellules saines va affecter les tissus à division rapide tels que les cellules de la moelle osseuse, la muqueuse gastro-intestinale, la peau, et les gonades provoquant bien souvent des nausées et vomissements, de la myélodépression, et de l'alopécie [Parfitt, 1999]. La sévérité des effets indésirables peut être dose-limitante comme la myélodépression pour le carboplatine, le paclitaxel, le docetaxel et la vinorelbine. La toxicité de ces agents peut également toucher spécifiquement certains organes comme la néphrotoxicité (dose-limitante), l'ototoxicité, et la neurotoxicité pour le cisplatine, la neurotoxicité (dose-limitante) pour le paclitaxel, et la dermotoxicité pour les inhibiteurs de l'EGFR [Hartmann et coll., 2009 ; E-compendium, 2011]. Ces toxicités limitent la dose délivrée ce qui détermine les concentrations plasmatiques de ces agents. Ces dernières risquent dès lors d'être insuffisamment élevées pour exercer une action thérapeutique suffisante au niveau du site tumoral. De plus, ces toxicités impliquent des phases de repos permettant aux tissus normaux de se régénérer mais qui peuvent favoriser la repopulation des cellules tumorales survivantes [Smyth et coll., 2008].

La voie iv, qui consiste à injecter une formulation aqueuse dans une veine superficielle ou via une perfusion à l'aide d'une aiguille ou d'un cathéter placé dans une veine superficielle ou profonde, va véhiculer l'agent anticancéreux au niveau du site tumoral pendant un temps relativement court. Ce mode d'administration provoque des douleurs au patient et engendre des traumas aux veines pouvant aboutir à des thrombophlébites. L'extravasation des substances dans l'espace extracellulaire peut mener à de l'irritation voire à de la nécrose tissulaire surtout avec des substances vésicantes [Dorr, 1990]. De plus, des infections peuvent apparaître au niveau du site d'introduction du cathéter et des embolies peuvent avoir lieu [Lesimple et coll., 1998 ; Jain, 2008].

III. La chimiothérapie inhalée
1. Généralités
a. La physiologie pulmonaire

L'efficacité de la chimiothérapie inhalée est directement dépendante de l'anatomie et de la physiologie du tractus respiratoire qui va déterminer la déposition et le devenir des particules inhalées. Pour mieux comprendre ce principe, voici un rappel des différentes caractéristiques de la voie pulmonaire.

Le tractus respiratoire est composé du système respiratoire supérieur (comprenant l'oropharynx, le nasopharynx, le pharynx et les structures associées) et du système respiratoire inférieur (constitué du larynx, de la trachée, des bronches et des poumons). Le rôle fondamental des voies respiratoires est de permettre l'échange gazeux entre l'air et le sang [Hickey et Thompson, 2004]. Pour acheminer l'air riche en oxygène jusqu'aux alvéoles et permettre cet échange, les voies respiratoires et plus particulièrement, les voies respiratoires inférieures, ont une structure complexe. En effet, c'est une succession de subdivisions allant de la trachée jusqu'aux sacs alvéolaires qui est souvent décrite comme « l'arbre trachéobronchique » où la trachée représente le tronc qui se divise tout d'abord en deux bronches principales qui s'enfoncent dans chaque poumon et qui se subdivisent ensuite en bronches lobaires (trois pour le poumon droit et deux pour le poumon gauche). Par la suite chacune de ces bronches se divise en bronches segmentaires pour ensuite se subdiviser en bronchioles de calibre de plus en plus petit jusqu'à aboutir aux bronchioles terminales et respiratoires. Ces dernières se divisent en conduits alvéolaires et donnent naissance aux sacs alvéolaires qui sont constitués de plusieurs alvéoles pulmonaires [Altiere et Thomspon, 2007]. Le modèle symétrique de Weibel [1963] décrit les 24 générations des voies respiratoires où chaque conduit mère donne naissance à deux conduits filles avec la trachée comme génération 0 et les sacs alvéolaires pour la génération 23.

Le diamètre des conduits diminue d'une génération mère à une génération fille avec par exemple un diamètre de 1,8 cm pour la trachée par rapport à un diamètre de 0,04 cm pour les conduits alvéolaires ce qui va permettre à l'air de pénétrer profondément dans les voies respiratoires [Weibel, 1963]. De plus, la surface totale occupée par une génération fille augmente considérablement par rapport à la génération mère pour atteindre une surface totale occupée par les alvéoles de 140 m^2 [Weibel, 1963].

D'un point de vue fonctionnel, les voies respiratoires sont divisées en plusieurs zones :

➢ la zone de conduction qui véhicule l'air mais qui ne participe pas à l'échange gazeux et qui est constituée des voies aériennes supérieures et d'une partie des voies aériennes inférieures (de la trachée aux bronchioles terminales, de G0 à G16) ;

➢ la zone de transition composée des bronchioles respiratoires (G17 à G19) ;

➢ la zone respiratoire (des canaux alvéolaires jusqu'aux alvéoles pulmonaires, de G20 au G23) où l'échange gazeux s'opère [Weibel, 1963 ; Altiere et Thompson, 2007].

Ensuite chaque segment se caractérise au niveau de son histologie par la présence d'anneaux cartilagineux au niveau de la trachée mais qui régressent progressivement au niveau des bronches pour disparaître complètement au niveau des bronchioles. Inversement, la quantité de muscles lisses augmente avec la diminution de cartilage ce qui permet de soutenir les structures plus profondes. Les bronchioles respiratoires se distinguent des autres bronchioles par la présence de sacs alvéolaires [Altiere et Thompson, 2007].

L'épithélium qui recouvre les voies respiratoires va également différer d'un segment à l'autre. Au niveau de la trachée et des bronches, l'épithélium est composé de cellules ciliées (de type columnaire), de cellules en gobelet et de cellules basales enfouies [Altiere et Thompson, 2007].

Les cellules en gobelet sécrètent du mucus, constitué principalement de glycoprotéines (mucines), qui empêche la déshydratation de l'épithélium, l'accumulation des particules endogènes ou exogènes, ou l'adhésion et l'invasion de pathogènes [Evans et Koo, 2009]. Ces cellules sont retrouvées au niveau de la trachée et des bronches mais elles sont remplacées par des cellules de Clara dans les structures plus profondes.

Les cellules de Clara (de type cuboïde) interviennent dans le métabolisme des xénobiotiques, de la régulation du système immunitaire et dans la régénération cellulaire. Elles participent également à la sécrétion des protéines telles que les apoprotéines A, B, et D intervenant dans le surfactant pulmonaire, des protéases, des peptides antimicrobiens, des cytokines et des chémokines ainsi que des mucines dans le fluide extracellulaire [Reynolds et Malkinson, 2010]. Contrairement aux cellules en gobelet, les cellules ciliées se retrouvent jusqu'aux bronchioles respiratoires [Altiere et Thompson, 2007]. Le battement cordonné des cils des cellules ciliées permet d'évacuer progressivement le mucus vers le pharynx où il sera dégluti ou expectoré. Le nombre de cellules ciliées et la fréquence des battements diminuent progressivement vers les zones plus profondes des poumons. Ce processus est connu sous le nom de clairance ou escalier mucociliaire qui constitue un des systèmes de défense et d'élimination des particules inhalées.

Au niveau des bronchioles terminales, l'épithélium est simple cuboïde non cilié et devient simple pavimenteux à partir des bronchioles terminales jusqu'aux alvéoles [Altiere et Thompson, 2007]. Les parois des alvéoles pulmonaires comprennent deux types de cellules épithéliales alvéolaires, à savoir les pneumocytes de type I et de type II :

> Les pneumocytes de type I (de type simple pavimenteux) qui recouvrent presqu'uniformément la paroi alvéolaire et par lesquels s'effectuent les échanges gazeux.

> Les pneumocytes de type II (de type cuboïde) qui sont dispersés et qui sécrètent le surfactant pulmonaire.

Le surfactant pulmonaire tapisse la surface interne des alvéoles et permet d'abaisser la tension superficielle afin d'éviter que les alvéoles pulmonaires ne s'affaissent sur elles-mêmes [Notter, 2000 ; Hickey et Thompson, 2004 ; Altiere et Thompson, 2007]. Le surfactant pulmonaire est un mélange complexe composé de 85 à 90% de phospholipides (78% phosphatidylcholine dont 40% de dipalmitoyl phosphatidylcholine, 7% de phosphatidylglycérine, 5% de phospatidylinositol et de phosphatidylsérine, 3% de phosphatidyléthanolamine et 2% de sphingomyéline), de 6 à 8% de protéines biologiquement actives (SP-A, SP-B, SP-C et SP-D), de 4 à 7% de lipides neutres (principalement du cholestérol) et d'une faible fraction d'hydrates de carbone. Il est éliminé en partie par l'escalier mucociliaire (2 à 5%) et les macrophages (10 à 15%) mais il est en grande partie recyclé par les pneumocytes de type II en vue d'une utilisation ultérieure [Notter, 2000].

Des macrophages alvéolaires sont également associés à la paroi alvéolaire et assurent la phagocytose des particules inhalées, microorganismes et autres débris de l'espace alvéolaire. Lors de la phagocytose, les macrophages libèrent des enzymes et des médiateurs de l'inflammation. Ils constituent la deuxième ligne de défense du tractus respiratoire [Hickey et Thompson, 2004].

Un autre aspect important de la physiologie pulmonaire est la ventilation pulmonaire car elle est responsable des différents flux d'air dans le tractus respiratoire. Les différences de pressions sont les principaux facteurs qui permettent l'entrée et la sortie d'air dans les poumons. En effet, lors de l'inspiration, la contraction du diaphragme augmente le volume de la cage thoracique ce qui diminue la pression dans les poumons et provoque l'entrée de l'air dans les poumons. Inversement, l'expiration qui permet la sortie de l'air des poumons s'effectue principalement par le relâchement du diaphragme et de la rétraction élastique de la paroi thoracique et des poumons. Cependant, d'autres facteurs tels que la tension superficielle du liquide alvéolaire, la compliance pulmonaire et la résistance pulmonaire influencent la vitesse de l'écoulement de l'air et la facilité avec laquelle la ventilation pulmonaire s'effectue [Marieb, 1999].

La fonction respiratoire en termes de volume et de capacité peut être évaluée à l'aide d'un spiromètre et est normalisée en fonction de l'âge, du sexe et de la taille du patient [Hickey et Thompson, 2004]. Il est établi qu'un homme, d'âge compris entre 50 et 60 ans, a une capacité pulmonaire totale (TLC) d'environ 6 000 ml. Le facteur TLC comprend la capacité inspiratoire (IC) et la capacité résiduelle fonctionnelle (FRC), qui sont d'environ 2 600 ml et 3 400 ml, respectivement. Le facteur IC est la somme du volume courant (TV) et du volume inspiratoire de réserve (IRV), qui sont respectivement de 500 ml et de 2 100 ml. Le facteur FRC comprend le volume expiratoire de réserve (ERV) qui est de 1 000 ml et le volume résiduel (RV) de 2 400 ml. Le volume courant ou volume tidal (TV) est le volume d'air inspiré ou expiré durant une respiration normale ; il est estimé à 500 ml. La capacité vitale (VC) est estimée à environ 3 600 ml et comprend les facteurs TV, ERV et IRV [Altiere et Thompson, 2007].

Lors d'un exercice d'expiration forcée durant une évaluation de la fonction pulmonaire par un spiromètre, le volume d'air exhalé durant la première seconde est défini comme le volume expiratoire forcé en 1 seconde (FEV_1) et le volume totale exhalé est la capacité vitale forcée (FVC). Le facteur FEV_1 est normalisé suivant la taille, l'âge, et le sexe et est comparé à des valeurs standardisées. Un rapport normal entre FEV_1/FVC est de 0,8. Lorsque les voies respiratoires sont obstruées, la courbe s'étale et les facteurs FEV_1 et FVC diminuent avec une réduction plus importante pour FEV_1. Au contraire, une courbe abrupte avec de faibles facteurs FEV_1 et FVC indique une maladie restrictive des poumons où il n'y a pas d'obstruction mais où il y a une diminution de la capacité vitale. Dans ce dernier cas, le rapport FEV_1/FVC peut être normal ou augmenté [Altiere et Thompson, 2007].

La vascularisation du tractus respiratoire se fait par la circulation systémique et par la circulation pulmonaire. La circulation systémique apporte du sang oxygéné via les artères bronchiques à la zone de conduction de l'arbre trachéobronchique. Par contre, la circulation pulmonaire apporte les éléments nutritifs à la zone de transition et respiratoire. La circulation pulmonaire véhicule l'entièreté du sang veineux par l'artère pulmonaire qui se subdivise en un lit capillaire entourant les alvéoles, ce qui permet l'échange gazeux et l'oxygénation du sang. Ce dernier sera ensuite acheminé au cœur gauche par les veines pulmonaires [Altiere et Thompson, 2007].

b.   Les dispositifs et les formulations destinés à l'inhalation

Actuellement, il existe trois types de dispositifs pour l'administration pulmonaire, les nébuliseurs, les inhalateurs pressurisés à valve doseuse ou pMDI (*pressurized Metered Dose Inhaler*) et les inhalateurs à poudre sèche ou DPI (*Dry Powder Inhaler*). Leur rôle est de disperser un liquide pour les nébuliseurs et les systèmes pMDIs et une poudre pour les systèmes DPIs, et ce en petites entités dont la taille permet qu'elles soient déposées de manière reproductible dans le système respiratoire inférieur lors d'une inspiration.

Les nébuliseurs sont les systèmes les plus anciens. La plupart des nébuliseurs utilisent de l'air comprimé pour générer un aérosol à partir d'un liquide. Les nébuliseurs à générateur pneumatique ou jet nébuliseurs sont constitués d'une source de gaz sous pression (un compresseur d'air le plus souvent) reliée via une tubulure à une chambre de nébulisation composée d'un réservoir contenant le liquide à nébuliser, d'une buse d'arrivée du gaz comprimé et de déflecteurs. Le rétrécissement de la section de la buse à l'entrée du réservoir de la tubulure va avoir pour effet une dépression (effet Venturi) provoquant l'aspiration du liquide qui sera entraîné par l'air sous forme de fines gouttelettes jusqu'au masque facial ou à l'embout buccal.

Les gouttelettes seront ensuite inhalées par le patient lors d'une inspiration. Des déflecteurs sont présents pour impacter les gouttelettes qui auraient une taille trop importante (diamètre > 5 µm) et qui retourneront dans le réservoir pour être nébulisées à nouveau.

D'autres types de nébuliseurs existent dont ceux à générateur ultrasonique qui par vibration à haute fréquence d'un quartz piézo-électrique génèrent des ultrasons permettant de former l'aérosol, ou ceux à tamis où l'aérosol est généré par le passage du liquide au travers d'une membrane micro-perforée.

Les formulations qui sont utilisées avec ce type de système sont de type liquide aqueux (solution, suspension ou plus rarement émulsion). Des co-solvants (ex : éthanol) ou solubilisants (ex : lauréate de sorbitane, polysorbate 20, polysorbate 80) appropriés peuvent être utilisés pour augmenter la solubilité des principes actifs. Ces préparations ont un pH compris entre 3 et 8,5 et contiennent souvent des agents acidifiants (ex : acide chlorhydrique, acide tartrique, acide sulfurique), des agents alcalinisants (ex : hydroxyde de sodium, trométamol) ou des tampons (ex : phospate, citrate). Les préparations liquides contiennent également des agents isotonisant (ex : NaCl) et complexant (ex : EDTA). Les récipients multi-doses peuvent également contenir un conservateur antimicrobien (ex : parabens, chlorure de benzalkonium). Enfin, les préparations peuvent se présenter sous forme concentrée de type liquide ou poudre qui devront être diluées ou solubilisées avant leur utilisation [Pilcer et Amighi, 2010 ; Pharmacopée européenne 7ème édition, 2011].

Les inhalateurs pressurisés à valve doseuse (pMDIs) ont été développés dans les années 1950. Ils constituent encore actuellement les dispositifs les plus utilisés. Les formulations sont des solutions, des suspensions, ou plus rarement des émulsions, conditionnées en récipients comportant une valve doseuse et maintenues sous pression avec un gaz ou des mélanges de gaz propulseurs liquéfiés appropriés. Actuellement, les gaz utilisés sont les hydrofluoroalkanes remplaçant les chlorofluorocarbones (CFCs) qui ont été interdits par le protocole de Montréal en 1987 pour leur effet délétère sur la couche d'ozone [Leach, 1995]. Ils ont également

23

le rôle de solvant ou de liquide dispersant. Des co-solvants (ex : éthanol), des solubilisants (ex : polyéthylèneglycol 600) et des stabilisants (ex : trioléate de sorbitane, acide oléique, lécithine de soja, polyvinylpyrrolidone K30) appropriés peuvent être ajoutés. Lors de la décharge de la dose, le gaz liquéfié permet de pulvériser la formulation sous forme de fines gouttelettes qui auront une vitesse relativement élevée et dont la taille dépend en partie du diamètre du gicleur. Le gaz liquéfié va s'évaporer à température ambiante ce qui va refroidir progressivement les gouttelettes générées [Newman, 2005 ; Pharmacopée européenne 7ème édition, 2011].

Les inhalateurs à poudre sèche (DPIs) sont des dispositifs qui ont été développés suite à l'interdiction des gaz CFCs et également dans le but d'éliminer les problèmes de coordination main-poumon associés aux systèmes pMDIs. Depuis, ces inhalateurs connaissent un succès grandissant. Ils sont de type unidose ou multidose où les doses sont soit pré-conditionnées dans des gélules ou blisters qui seront par la suite percés pour permettre la dispersion de la poudre, soit sous forme de réservoir dont la dose sera prélevée via un mécanisme doseur. La poudre sera dispersée à l'aide du flux inspiratoire du patient à travers le dispositif. Les poudres utilisées pour ce type de dispositif sont le plus souvent des mélanges complexes entre la substance active micronisée (1-5 µm) et un excipient approprié (le plus souvent le lactose) destiné à en faciliter la dispersion. La génération de l'aérosol à partir des poudres sèches pour inhalation à l'aide des systèmes DPIs est détaillée de manière approfondie dans notre revue de la littérature parue dans le journal « *Advanced Drug Delivery Reviews* » [Pilcer et Coll., 2012].

c.   La déposition des particules inhalées

La déposition des particules inhalées est fonction des caractéristiques de l'aérosol, des paramètres de ventilation et de la morphologie du tractus respiratoire.

Les principaux mécanismes de déposition des particules dans les voies respiratoires qui sont l'impaction inertielle, la sédimentation et la diffusion sont tributaires de ces trois variables.

L'**impaction inertielle** va principalement concerner les particules qui ont un diamètre aérodynamique (d_{ae}) supérieur à 5 µm et qui vont dès lors acquérir une importante énergie cinétique lors de l'inhalation. De par leur inertie, ces particules ne seront plus entraînées par le flux d'air et poursuivront une trajectoire rectiligne. Ces particules s'impacteront principalement dans des zones où l'écoulement de l'air est turbulent et où les changements de direction de l'air circulant sont très abrupts ce qui correspond à la sphère oropharyngée ainsi qu'au niveau des générations G0 à G3 de l'arbre trachéobronchique.

La **sédimentation** concerne les particules qui ont un diamètre d_{ae} compris entre 1-5 µm et dont la masse est suffisante pour être déposées sous l'action de la force gravitationnelle dans des zones où le temps de résidence est suffisamment long et où l'écoulement de l'air se fait de manière laminaire, c'est-à-dire de la génération G4 à la génération G23 des voies respiratoires inférieures. Dès lors, la sédimentation représente le principal mécanisme de déposition des particules dans les voies respiratoires inférieures.

La **diffusion** concerne les plus petites particules inhalées d'un diamètre d_{ae} inférieur à 1 µm, qui vont se déposer sous l'effet du mouvement brownien là où le calibre des voies respiratoires est le plus faible, c'est-à-dire dans les dernières générations des voies respiratoires inférieures.

D'autres mécanismes de déposition existent tels que l'**interception** qui concerne les particules fibreuses qui se déposent de « manière accidentelle » par le contact de leur partie distale avec la paroi des voies respiratoires [Gonda, 2004 ; Sbirlea-Apiou et coll., 2007]. Enfin, la déposition causée par des **charges électrostatiques** peut également être un mécanisme de déposition [Gonda, 2004 ; Sbirlea-Apiou et coll., 2007].

Une des principales caractéristiques de l'aérosol influençant sa déposition dans le tractus respiratoire est la **taille aérodynamique** des particules inhalées. En effet, dans le domaine de l'inhalation, le diamètre d_{ae} est l'expression la plus appropriée pour définir la taille parce qu'il tient compte du comportement dynamique de la particule dans un flux d'air et qu'il obéit aux principaux mécanismes de déposition que sont l'impaction inertielle et la sédimentation gravitationnelle [Telko et Hickey, 2005]. Le diamètre aérodynamique d_{ae} est défini suivant l'équation suivante :

$$ d_{ae} = d_{geo} \sqrt{\left(\frac{\rho_p}{\rho_0 \chi}\right)} \qquad (1) $$

où d_{geo} est le diamètre géométrique de la particule, ρ_p/ρ_0 est la densité de la particule par rapport à l'unité de densité et χ est le facteur dynamique caractérisant la forme de la particule [Telko et Hickey, 2005].

Pour qu'une particule soit déposée dans les voies respiratoires inférieures, elle doit avoir un diamètre d_{ae} compris entre 1 et 5 µm. Les particules de diamètre d_{ae} compris entre 1 et 3 µm atteindront plus spécifiquement la zone respiratoire [Thompson, 2004 ; Telko et Hickey, 2005]. La stratégie la plus utilisée consiste à produire des particules de densité proche de 1 et de taille géométrique comprise entre 1 et 5 µm. Cependant, certains auteurs ont élaboré des particules de moindre densité (0,04 à 0,6 g/cm^3) avec des diamètres géométriques compris entre 3 et 15 µm pour obtenir des poudres sèches dont le diamètre d_{ae} est compris entre 1 et 5 µm, mais qui ont l'avantage de diminuer les problèmes de cohésion rencontrés avec les poudres micronisées [Vanbever et coll., 1999]. En dehors de cet intervalle de taille, les particules de diamètre d_{ae} supérieur à 5 µm se déposent principalement dans la sphère oropharyngée où elles vont être éliminées par déglutition alors que les particules de diamètre d_{ae} inférieur à 0,5 µm seront exhalées lors du processus d'expiration [Telko et Hickey, 2005].

L'humidité relative dans les voies respiratoires inférieures est très élevée (environ 99,5%) et peut influencer la déposition des particules [Labiris et Dolovich, 2003a]. En effet, les particules solides de nature hygroscopique se chargent progressivement en eau ce qui va modifier leur taille, leur densité, leur forme et par conséquent leur diamètre d_{ae}. Il en est de même pour les gouttelettes hypo- ou hypertoniques qui peuvent également changer de taille.

Un autre facteur important est **la ventilation** qui suivant son intensité va augmenter ou diminuer la quantité de particules inhalées dans les voies respiratoires inférieures. En effet, plus l'intensité du flux inspiratoire est élevée, plus les particules vont se déposer par impaction inertielle dans la zone oropharyngée et moins elles vont atteindre les voies respiratoires inférieures. Par contre, plus le volume inspiratoire est grand et/ou plus longue est la pause post-inspiratoire, plus grande sera la fraction particulaire déposée par sédimentation et par diffusion dans les voies respiratoires inférieures périphériques [Martonen et Katz, 1993]. Cela explique les recommandations faites dans les notices scientifiques des médicaments inhalés qui préconisent une inspiration lente et profonde, suivie d'une pause inspiratoire de 5 à 10 secondes lors du processus d'inhalation [E-Compendium, 2011]. L'utilisation de chambre d'inhalation avec un système pMDI permet de diminuer la vitesse des particules générées avec ce type de dispositif et permet ainsi de diminuer l'importante déposition oropharyngée [Rau, 2005].

La **morphologie respiratoire** est le dernier facteur influençant la déposition des particules inhalées. Comme nous l'avons vu précédemment, la structure du tractus respiratoire (embranchement, longueur et diamètre des différents conduits) conditionne le profil du flux inspiratoire et ainsi la déposition des particules inhalées. Des variations inter-sujets au niveau anatomique existent et peuvent modifier la déposition des particules [Heyder et coll., 1988]. La morphologie peut également être modifiée dans un processus pathologique. En effet, la bronchoconstriction, l'inflammation et la diminution du diamètre des conduits respiratoires modifient la déposition des particules inhalées. Des pathologies telles que la mucoviscidose et la bronchiectasie changent radicalement l'architecture des poumons en altérant les angles des embranchements et en obstruant les voies aériennes par une surproduction de mucus ce qui influencera la déposition des particules inhalées. La diminution du diamètre des conduits provoquent des obstructions ce qui entraîne un écoulement d'air turbulent là où il était normalement laminaire. Les obstructions des voies aériennes dévient le flux d'air vers les zones non obstruées, diminuant ainsi la déposition au niveau des zones obstruées [Labiris et Dolovich, 2003a].

d. La clairance des particules inhalées

Les voies respiratoires ont comme fonction première d'acheminer l'air jusqu'aux alvéoles tout en le filtrant pour éviter que des bactéries, virus et/ou poussières ne rentrent en contact et n'exercent une action délétère dans l'organisme. L'anatomie particulière et la forte humidité régnante au niveau des voies respiratoires favorisent l'impaction des particules inhalées dans la zone conductrice où l'escalier mucociliaire évacue les particules jusqu'à la zone oropharyngée où elles seront dégluties ou expectorées [Labiris et Dolovich, 2003a]. Les propriétés de surface des particules influencent la vitesse d'ascension du mucus. En effet, des particules à base de polymère bioadhésif tel que le chitosan sont éliminées moins rapidement par l'escalier mucociliaire alors que ce phénomène n'est pas observé pour des particules à base de copolymère d'acide lactique et d'acide glycolique [Henning et coll., 2010]. En dehors de l'escalier mucociliaire, les particules solubles peuvent également être éliminées par des mécanismes d'absorption dans la zone conductrice. En effet, les molécules lipophiles passent facilement l'épithélium par diffusion passive. Les molécules hydrophiles par contre utilisent des voies extracellulaires telles que le passage à travers les jonctions serrées ou par transport actif par des mécanismes d'endo- ou d'exocytose [Labiris et Dolovich, 2003a]. Dans la zone respiratoire, les particules inhalées insolubles peuvent être phagocytées par les macrophages alvéolaires, mais ce processus peut prendre de quelques heures à plusieurs mois. L'interaction entre les macrophages et les particules est médiée soit par des interactions électrostatiques soit via des récepteurs. La taille ainsi que les propriétés de surface peuvent modifier l'internalisation des particules par les macrophages [Geiser, 2010]. En effet, des particules supérieures à 6 µm ou inférieures à 0,26 µm ne seront pas phagocytées [Groneberg et coll., 2003]. La présence au niveau de la surface des particules de dipalmitoyl phosphatidylcholine qui est un des principaux constituants du surfactant pulmonaire diminue la phagocytose des particules par les macrophages alvéolaires [Evora et coll., 1998]. Si les particules sont solubilisées, elles peuvent être absorbées dans la circulation vasculaire pulmonaire. Enfin, les particules inhalées peuvent subir une métabolisation via les systèmes enzymatiques présents au niveau du système respiratoire inférieur. La plupart des enzymes du foie se retrouve dans les voies pulmonaires mais dans une bien moindre mesure. À titre d'exemple, le cytochrome P450 est 5 à 20 fois moins présent dans le poumon que dans le foie [Labiris et Dolovich, 2003a].

2. Dans les domaines non oncologiques
a. Dans le traitement des affections respiratoires

L'administration pulmonaire est utilisée depuis des millénaires dans le traitement des affections respiratoires mais l'inhalation en tant que voie d'administration de médicaments n'a réellement pris son essor qu'au milieu du 20ème siècle avec le développement du premier système pMDI [Anderson, 2005]. Actuellement, il existe sur le marché belge 70 spécialités différentes pour l'inhalation à base de substances actives (environ 20 principes actifs différents destinés à traiter des affections respiratoires). L'inhalation est la voie d'administration de premier choix pour de nombreuses affections respiratoires telles que l'asthme, la bronchopneumonie chronique obstructive, la mucoviscidose, la bronchite chronique et l'hypertension artérielle pulmonaire. Les principales classes de médicaments sont les bronchodilatateurs tels que les agonistes β_2-adrénergiques (ex : salbutamol, terbutaline, formotérol, salmétérol, indacatérol) et les anti-cholinergiques (ex : ipratropium, tiotropium), les anti-inflammatoires de type corticostéroïdes (ex : beclomethasone, budénoside, fluticasone), les inhibiteurs de la libération de médiateurs (ex : cromoglycate sodique), les mucolytiques (ex : dornase alfa, bromhexine), et les anti-infectieux (ex : tobramycine, pentamidine, ribavirine, zanamivir) [Groneberg et coll., 2003 ; Phua et Macintyre, 2007 ; Restrepo, 2007 ; Geller, 2009 ; Krug et coll., 2009 ; Répertoire commenté des médicaments, 2011].

L'administration pulmonaire présente l'avantage de concentrer les doses administrées au niveau de l'organe cible, ce qui permet de diminuer l'exposition systémique, les effets secondaires en découlant et les possibles interactions médicamenteuses lors de polythérapie. De plus, ce mode d'administration permet un effet rapide sans être invasif. Par exemple, l'effet sur le facteur FEV_1 d'un bronchodilatateur, la terbutaline, administrée par la voie orale, la voie sous-cutanée et la voie inhalée a été mesuré [Dulfano et Glass, 1976]. La réponse la plus rapide et la plus intense était observée lorsque la terbutaline était administrée par la voie inhalée. De plus, les doses administrées par la voie inhalée étaient beaucoup plus faibles que celles administrées pour la voie orale et elles étaient comparables voires supérieures aux doses administrées en sous-cutané [Dulfano et Glass, 1976]. Au niveau des effets indésirables de la terbutaline tels que la stimulation cardiaque et le tremblement, la plus haute dose donnée par voie iv donne des effets indésirables supérieurs aux effets générés par une dose 24 fois plus élevée délivrée par inhalation [Thiringer et Svedmyr, 1976].

b. En vue de l'administration de médicaments issus de la biotechnologie

Après les affections respiratoires citées ci-dessus, le développement des médicaments inhalés s'est étendu aux vaccins, aux thérapies géniques et à l'administration systémique de peptides et de protéines.

La vaccination inhalée permettrait d'effectuer de la vaccination massive principalement dans les pays en voie de développement tout en évitant les désavantages rencontrés lors de l'administration parentérale conventionnelle où un cadre médical compétent et du matériel stérile sont nécessaires. De plus, la voie inhalée permettrait d'immuniser la muqueuse respiratoire qui est la principale voie d'entrée des pathogènes. Le développement actuel se porte essentiellement sur le virus de la rougeole, de la grippe, de la diphtérie et de la combinaison rougeole et rubéole. Les trois aspects importants lors du développement d'un vaccin pour la voie inhalée sont la biosécurité, le choix de la formulation et du dispositif d'inhalation [Laube, 2005 ; Giudice et Campbell, 2006].

La thérapie génique administrée par la voie pulmonaire permettrait de concentrer les doses administrées de manière non invasive dans l'organe cible en vue de traiter des affections pulmonaires dont l'origine est génétique et ce, tout en limitant les pertes et l'exposition systémique. La mucoviscidose est la maladie génétique la plus fréquente et la plus meurtrière dans les populations blanches. Elle est causée par des mutations du gène CFTR sur le chromosome 7 qui est associé aux transporteurs de l'ion chlorure notamment dans les voies aériennes. La déficience de ce transport au niveau pulmonaire conduit à un mucus plus visqueux, à une diminution de la clairance mucociliaire, à des infections à répétition, à de l'inflammation chronique et à la destruction des voies respiratoires. La thérapie génique pourrait également être utile dans le cadre des cancers du poumon [Laube, 2005].

La voie inhalée pour l'administration systémique de peptides et de protéines présente de nombreux avantages par rapport à la voie orale ou sous-cutanée. En effet, par rapport à la voie orale, la voie inhalée présente une importante surface de résorption avec une surface alvéolaire de 140 m^2 caractérisée par un épithélium très fin de 0,1 à 0,5 µm qui est directement en contact avec les capillaires sanguins. De plus, le métabolisme enzymatique au niveau pulmonaire est nettement inférieur à celui du tractus gastro-intestinal et hépatique. Par rapport à la voie sous-cutanée, l'inhalation peut être considérée comme une voie non invasive et devrait donc permettre d'améliorer le confort et la compliance des patients. Jusqu'à présent, la principale protéine utilisée dans le cadre d'un développement inhalé est l'insuline pour traiter le diabète [Laube, 2005 ; Scheuch et coll. 2006].

3. En oncologie

a. Intérêts d'utiliser la voie inhalée

L'inhalation comme voie d'administration des médicaments antinéoplasiques dans le cadre de la thérapie des tumeurs pulmonaires pourrait pallier les principales problématiques rencontrées lors de leur administration conventionnelle. En effet, la dose administrée ne serait plus diluée dans la circulation systémique avant d'atteindre son site d'action mais serait directement concentrée dans l'organe touché c'est-à-dire les poumons [Sharma et coll., 2001]. En évitant la circulation systémique, on évite également l'effet de premier passage hépatique ainsi que les effets secondaires systémiques fréquemment rencontrés avec ce type de substance comme vu précédemment [Gagnadoux et coll., 2008]. De plus, la toxicité des agents antinéoplasiques administrés par la voie systémique implique des phases d'interruption de traitement permettant aux tissus normaux de se régénérer. Durant ces phases de repos, des cellules tumorales survivantes peuvent recoloniser l'organe ou d'autres organes. Actuellement, la durée des phases de repos est diminuée au maximum pour limiter les possibilités de recolonisation. L'inhalation permettrait d'améliorer l'efficacité des traitements et de diminuer, voire de supprimer, ces phases de récupération [Smyth et coll., 2008].

La voie systémique implique également que les agents antinéoplasiques soient véhiculés pendant un temps court et uniquement via la voie vasculaire pour atteindre les tumeurs alors que celles-ci ont bien souvent une pénétration limitée à cause de la vascularisation déstructurée qu'elles génèrent [Grantab et coll., 2006]. L'inhalation permettrait de déposer les agents antinéoplasiques directement sur la ou les tumeurs solides tout en passant également via la voie vasculaire suite à leur absorption dans la circulation locale qui irrigue les tumeurs pulmonaires à proximité [Smyth et coll., 2008]. En effet suivant la localisation, les tumeurs sont soit alimentées par la vascularisation bronchique si elles sont situées dans la zone de conduction, ou soit par la circulation pulmonaire si elles sont situées dans la zone respiratoire [Sharma et coll., 2001].

b. Limitations du développement de la chimiothérapie inhalée

L'investigation de l'inhalation comme voie d'administration des molécules anticancéreuses dans le traitement des tumeurs pulmonaires a débuté en 1968 [Shevchenko et Resnik, 1968]. Cependant, le développement de l'inhalation de substances anticancéreuses est resté limité. Cela s'explique en partie par le fait que les anticancéreux conventionnels utilisés par voie parentérale induisent de la toxicité pulmonaire dans environ 10% des cas [Dimopoulou et coll., 2005]. En effet, des composés conventionnels tels que la gemcitabine, le paclitaxel, le docetaxel et l'irinotecan ou des composés récents tels que le gefitinib induisent des réactions pulmonaires pouvant être sévères pendant ou peu après les traitements [Dimopoulou et coll., 2005].

De plus, de par la toxicité de ces agents antinéoplasiques, des infrastructures et des procédures appropriées sont établies pour limiter l'exposition du personnel médical pendant la préparation et l'administration de ces médicaments [Takada, 2003]. Ces infrastructures et procédures devront être adaptées à la voie inhalée. Des dispositifs d'inhalation ainsi que des systèmes de ventilation appropriés ont été utilisés dans les récentes études cliniques de phase I en vue de répondre à cette problématique [Verschraegen et coll., 2004 ; Wittgen et coll., 2006; Otterson et coll., 2007 ; Wittgen et coll., 2007].

Comme décrit précédemment, la déposition pulmonaire peut être affectée par l'état de la fonction pulmonaire des patients ainsi que par la relative obstruction du tissu pulmonaire par les tumeurs. Il est à noter que c'est également le cas de la plupart des affections respiratoires traitées par inhalation. Kleinstreuer et Zhang [2003] ont étudié l'impact de la taille et de la localisation de une ou deux tumeurs dans la génération G5 d'un modèle simulant les générations G3 à G6 des voies respiratoires de Weibel [1963] sur le flux d'air et le mouvement des particules à proximité des tumeurs mais également sur la déposition des particules à la surface de la tumeur. Le but étant de développer à long-terme des inhalateurs performants permettant de contrôler et de cibler la déposition des particules inhalées au niveau des tumeurs et de minimiser la déposition sur le tissu sain. La fraction maximale qui se dépose à la surface de la tumeur (dont le rapport du rayon de la tumeur hémisphérique (r) sur le rayon du conduit respiratoire (R) variait de 1 à 1,5) variait de 5 à 10% dans des conditions normales d'inhalation et pouvait augmenter de 35 à 92% dans des conditions contrôlées et ciblées. De plus, la fraction maximale qui se dépose sur le reste de la génération G5 était de 20 à 25% (dans des conditions normales) et diminuait à 5 à 15% (dans des conditions contrôlées et ciblées) [Kleinstreuer et Zhang, 2003].

c. Etudes pré-cliniques et cliniques

Malgré les facteurs limitants décrits ci-avant, de nombreuses études pré-cliniques et de récentes études cliniques de phase I chez des patients atteints de tumeurs pulmonaires montrent le potentiel clinique et la faisabilité d'une telle approche par l'obtention d'un index thérapeutique (rapport efficacité/toxicité) beaucoup plus élevé que par les voies conventionnelles, et ce de par une diminution drastique des effets toxiques systémiques.

D'un point de vue pharmacocinétique, les poumons avec leurs 200 à 300 g représentent 0,35% du poids corporel d'un adulte. En administrant la dose directement dans les poumons sans transiter par la voie systémique, la dose est concentrée au niveau du poumon et y transite pendant un temps beaucoup plus long qu'une dose similaire administrée par la voie iv. Une étude pré-clinique chez la souris où du paclitaxel sous forme de dispersion colloïdale de liposomes était administré par inhalation (à l'aide d'un nébuliseur pneumatique) et par la voie iv a montré la présence d'une dose totale dans le poumon 26 fois plus élevée lorsque l'administration se faisait par la voie inhalée par rapport à la voie iv [Koshkina et coll., 2001]. Le temps de demi-vie était également 35 fois plus élevé dans le poumon avec 0,7 h^{-1} pour la voie inhalée par rapport à 0,02 h^{-1} pour la voie iv [Koshkina et coll., 2001].

Pour tenir compte de la capacité à localiser une dose tout en évitant l'exposition systémique, le facteur Rd a été développé. Ce dernier est le rapport entre la dose totale retrouvée dans l'organe d'intérêt par rapport à la dose totale retrouvée dans la circulation générale suivant que l'on administre par la voie localisée ou par la voie iv. Dans le cas de l'inhalation, le facteur Rd correspond à l'équation suivante :

$$Rd = (AUC_{poumon}/AUC_{iv})_{inhation}/(AUC_{poumon}/AUC_{iv})_{iv} \qquad (2)$$

Un facteur Rd d'environ 24 a été calculé lors d'une étude où une même dose de doxorubicine marquée au carbone 14 a été administrée chez le chien, soit par la voie inhalée, soit par la voie iv [Sharma et coll., 2001].

La diminution de l'exposition systémique a été également confirmée dans les études cliniques de phase I (9-nitrocamptothécine, la doxorubicine ou le cisplatine) où les taux plasmatiques mesurés étaient nettement inférieurs aux concentrations plasmatiques habituellement retrouvées avec les traitements conventionnels [Veschraegen et coll., 2004 ; Otterson et coll., 2007 ; Wittgen et coll., 2007].

L'efficacité antitumorale obtenue avec les chimiothérapies inhalées est beaucoup plus prononcée dans les études pré-cliniques où la diminution de la taille et du nombre de tumeurs sont significatives [Koshkina et coll., 2000].

Dans les études cliniques de phase I, il est difficile d'observer l'efficacité du traitement inhalé car les essais sont effectués sur des stades très avancés de la maladie et le but d'une phase I n'est pas de définir l'efficacité d'une molécule donnée ou d'une voie d'administration donnée (ce qui est le but d'une phase II), mais bien la dose maximale administrable à un patient sans rencontrer d'effets toxiques rédhibitoires. Cependant, il est à noter que dans une étude de phase I administrant des liposomes à base de cisplatine, 12 des 16 patients traités avaient un état stable tandis que la maladie progressait chez seulement 4 patients [Wittgen et coll., 2007].

Les effets indésirables systémiques fréquemment rencontrés avec les voies conventionnelles étaient indécelables dans la plupart des études cliniques de phase I de chimiothérapie inhalée et s'explique par la faible exposition systémique des agents antinéoplasiques. Par exemple, la néphrotoxicité, la neurotoxicité, l'ototoxicité et la myélosuppression du cisplatine administré par la voie iv n'ont pas été détectées lors de l'administration inhalée d'une dispersion colloïdale de liposomes contenant du cisplatine et ce jusqu'à la dose maximale testée (24 mg.m^{-2}) [Wittgen et coll., 2007]. Il en fut de même pour la doxorubicine inhalée où la cardiotoxicité ne fut pas décelée même à la dose à laquelle était observée la toxicité limitant la posologie (DLT) de 9,4 mg.m^{-2} [Otterson et coll., 2007]. L'absence de toxicité hématologique était également observée lors de l'administration inhalée de liposomes à base de 9-nitrocamptothécine [Verschraegen et coll., 2004].

Cependant des effets indésirables locaux, c'est-à-dire au niveau du tractus respiratoire, étaient observés et l'intensité de ces effets dépendait de la substance testée et des doses utilisées. Rappelons qu'un effet indésirable est tout symptôme, signe ou maladie nocive et non recherchée (incluant des résultats de laboratoire sortant des valeurs normales) survenant de façon fortuite chez certaines personnes soumises à un traitement médicamenteux ou à une procédure médicale qui peut ou qui ne peut pas être directement relié au traitement ou à la procédure médicale. La gravité des effets indésirables est classée suivant une échelle de cotation où les effets indésirables sont classés par grade de 0 à 5 et qui sont repris dans la **Table 1** [NCI-CTC, 1999]. Le « *National Cancer Institute – Common Toxicity Criteria* » (NCI-CTC) décrit ainsi 24 catégories de plus de 200 effets indésirables dont chaque degré de gravité est défini précisément [NCI-CTC, 1999].

Table 1 : *Échelle de cotation pour graduer un symptôme observé [NCI-CTC, 1999]*

Grade	Définition
Grade 0	**Pas d'effets indésirables ou dans les limites des valeurs « normales » ou de Référence**
Grade 1	**Effet indésirable léger** : *gêne légère ou transitoire, sans limitation de l'activité quotidienne habituelle ; ne nécessite pas d'intervention médicale ou de traitement correcteur*
Grade 2	**Effet indésirable modéré** : *limitation partielle de l'activité quotidienne habituelle ; nécessite une intervention médicale ou un traitement correcteur, hospitalisation possible*
Grade 3	**Effet indésirable sévère** : *limitation de l'activité quotidienne habituelle ; nécessite une intervention médicale et un traitement correcteur, hospitalisation possible*
Grade 4	**Menace vitale ou effet indésirable handicapant** : *activité très limitée ; nécessitant une intervention médicale et un traitement correcteur, presque toujours en milieu hospitalier*
Grade 5	**Mort liée à l'effet indésirable**

Les effets indésirables limitant la posologie (DLT) doivent être définis avant de commencer l'étude de phase I. Par exemple, pour l'étude de phase I administrant des liposomes de cisplatine, le paramètre DLT est défini comme la dose qui durant le premier cycle d'administration est reliée à de la toxicité pulmonaire de grade 3, de la toxicité hématologique de grade 4 qui dure au moins 5 jours, et toute toxicité non hématologique de minimum grade 3, ou de l'hémorragie de grade 2 comme définie par le NCI-CTC [Wittgen et coll., 2007]. Lors de l'étude de phase I administrant des liposomes à base de cisplatine, une diminution jusqu'à un grade 2 du facteur FEV_1 et de la capacité de diffusion au monoxyde de carbone a été observée [Wittgen et coll., 2007]. Ensuite, la gravité des effets secondaires ne dépassait pas le grade 2 et se rapportait à de la fatigue, des vomissements, de la dyspnée, de la toux irritative et des crachats tenaces [Wittgen et coll., 2007]. Pour cette étude, le facteur DLT n'a pas pu être déterminé à cause du temps d'inhalation devenu trop important pour augmenter la dose administrée [Wittgen et coll., 2007].

Pour les liposomes à base de 9-nitrocamptothécine, le facteur DLT était une mucite pharyngique chimique [Verschraegen et coll., 2004]. Les autres effets secondaires observés étaient de grades 1 ou 2 avec de la toux, de l'irritation bronchique, de l'irritation pharyngique, des nausées, des vomissements, de l'anorexie, de la dysgeusie, de la fatigue, de l'anémie et de la neutropénie [Verschraegen et coll., 2004].

Pour la doxorubicine inhalée, le facteur DLT était à 9,4 mg.m^{-2} avec de la détresse respiratoire de grade 4, de l'hypoxie, de la réaction chimiotoxique et de la toux de grade 3 ; les autres effets secondaires étaient eux aussi de grades 1 et 2 avec de la toux, de la dyspnée, de la douleur thoracique, de la respiration sifflante et de l'enrouement [Otterson et coll., 2007]. Rappelons que la doxorubicine est une molécule hautement vésicante par rapport au cisplatine et à la 9-nitrocamptothécine [Dorr, 1990].

Il est à signaler que lors de ces études cliniques de phase I, la fonction pulmonaire était évaluée et son état pouvait être un critère d'inclusion ou d'exclusion. En effet, les facteurs FEV_1, FEV_1/FVC, TLC et la capacité de diffusion du monoxyde de carbone devaient être supérieurs ou égaux à 50% des valeurs de référence pour que le patient puisse être inclus dans les études cliniques [Verschraegen et coll., 2004 ; Otterson et coll., 2007]. L'étude clinique avec des liposomes à base de cisplatine exigeait un FEV_1 supérieur à 50% des valeurs prévues [Wittgen et coll., 2007]. Pour l'étude avec la doxorubicine, la saturation en oxygène au repos et durant un effort devait également être supérieure ou égale à 90% et 85%, respectivement [Otterson et coll., 2007].

d. Les formulations et les dispositifs utilisés

Que ce soit dans les études pré-cliniques ou cliniques, les dispositifs d'inhalation étaient principalement des systèmes de délivrance liquide de type nébuliseur pneumatique. En effet, ces dispositifs présentent l'avantage de ne pas avoir besoin de technique d'inhalation spécifique ou de coordination particulière. Ils permettent de délivrer des doses élevées et sont utilisables chez des personnes trop affaiblies ou physiquement incapables d'utiliser les autres dispositifs d'inhalation. Par conséquent, ces dispositifs sont très utilisés en milieu hospitalier. Cependant, ils présentent les désavantages de présenter un temps d'administration relativement long, d'être encombrants, non transportables, relativement coûteux, facilement contaminés par le patient mais également par les substances nébulisées. De plus, il y a une contamination importante de l'environnement immédiat et la déposition au niveau pulmonaire est relativement faible [Labiris et Dolovich, 2003b ; Rubin, 2010].

Pour palier à certaines de ces problématiques, des systèmes de nouvelle génération tels que les nébuliseurs « *breath-enhanced* » et « *breath-actuated* » (ou dosimétriques) ont été élaborés pour améliorer la déposition pulmonaire et limiter les pertes [Rau, 2005]. En effet, les nébuliseurs conventionnels adoptés depuis des années sont des nébuliseurs jetables portatifs à débit constant qui présentent une grande perte exhalée (environ 20%) et également une perte importante au niveau du dispositif (60-70%) [Rau, 2005]. Un premier progrès a été observé par les nébuliseurs « *breath-enhanced* » où un système de valve permet de faire entrer de l'air pendant l'inspiration. Ceci favorise la formation d'une plus grande quantité d'aérosol au moment de l'inspiration et un autre système de valve au niveau de l'embout permet de dévier le flux d'air du patient en dehors de la chambre de nébulisation lors de l'expiration [Hess, 2000]. Un système récent et encore plus perfectionné est le système dosimétrique où l'aérosol est généré et est rendu disponible uniquement pendant la phase inspiratoire. Ce dernier type de nébuliseur est le plus performant en termes de déposition pulmonaire et pour limiter les pertes [Rau, 2005]. Cependant le temps d'administration est augmenté avec ce type de dispositifs et, de plus, ils sont généralement réservés pour des médications plus onéreuses [Rubin, 2010].

Des systèmes pour éviter la contamination de l'environnement ont également été développés avec des systèmes de filtres. Ce dernier type de nébuliseurs (Aero-Tech II) ainsi que les nébuliseurs« *breath-enhanced* » (Pari LC Plus et Pari LC Star) étaient les dispositifs les plus souvent utilisés lors de l'inhalation d'anticancéreux en clinique et en pré-clinique [Knight et coll., 1999 ; Gautam et coll., 2000 ; Verschraegen et coll., 2004 ; Koshkina et Kleinerman, 2005 ; Otterson et coll., 2007 ; Wittgen et coll., 2007].

En pré-clinique, les nébuliseurs sont reliés soit à des cages hermétiquement fermées, soit à des dispositifs où seul le museau de la souris est exposé [Knight et coll., 1999 ; Gautam et coll., 2000 ; Koshkina et Kleinerman, 2005]. D'autres modes d'administration sont également utilisés comme l'administration invasive intratrachéale ou non-invasive endotrachéale où la dose est soit instillée soit pulvérisée dans les poumons [Zou et coll., 2004 ; Gagnadoux et coll., 2005].

En clinique, des systèmes de filtration sont utilisés pour éviter la contamination de l'air ambiant et l'exposition du personnel soignant à l'aérosol d'anticancéreux. Par exemple lors d'une étude clinique de phase I du cisplatine, une tente en dépression, équipée d'un système de filtration de l'air sur filtre HEPA (*High Efficient Particulate Air*), qui capte 99,97% des particules supérieures ou égales à 0,3 µm, était utilisée pendant la procédure d'inhalation et un dispositif de nébulisation relié à des filtres était également employé pour récolter les gouttelettes exhalées [Wittgen et coll., 2006 et 2007]. La concentration en cisplatine dans l'air à l'extérieur de la tente ainsi que dans le conduit d'évacuation en aval du filtre HEPA a été évaluée pendant l'administration du cisplatine inhalée chez le patient (14 h de récolte d'air), immédiatement après que le patient ait quitté la tente (4 h de récolte d'air) et pendant la nébulisation de 7 ml de cisplatine pendant 23 minutes sans patient à l'intérieur de la tente (23 minutes de récolte d'air). La dose de cisplatine dans les filtres de récolte était dans les trois cas indiscernable des blancs et était inférieure aux limites d'exposition établies pour le cisplatine dans une structure de travail c'est-à-dire maximum 2 nanogrammes par litre d'air pendant maximum 8 heures consécutives [Wittgen et coll., 2006 ; Pilkiewicz et Perkins, 2007].

Étant donné que le dispositif utilisé en oncologie inhalée était principalement le nébuliseur pneumatique, la plupart des formulations utilisées dans le cadre des études pré-cliniques et cliniques étaient des solutions aqueuses ou des dispersions colloïdales dans le cas des formulations à base de liposomes. Un facteur limitant l'utilisation des formulations aqueuses en oncologie est la faible solubilité dans l'eau de la plupart des agents anticancéreux. Afin d'augmenter la solubilité dans l'eau de la doxorubicine utilisée lors d'une étude de phase I, l'ajout d'un co-solvant tel que de l'éthanol et une adaptation du pH à une valeur de 3 ont été effectués [Otterson et coll., 2007]. De même, la 9-nitrocamptothécine a été encapsulée dans des liposomes constitués de 1,2-dilauroyl-sn-glycero-3-phosphocholine [Verschraegen et coll., 2004].

Les liposomes sont des vecteurs constitués principalement de lipides endogènes (phospholipides, cholestérol) qui sont peu coûteux, biocompatibles, biodégradables et non toxiques au niveau pulmonaire [Courrier et coll., 2002]. Par ailleurs, les phospholipides ont été utilisés la première fois à des fins médicales dans le cadre de la prophylaxie du syndrome de détresse respiratoire chez les enfants prématurés [Ivey et coll., 1997]. De plus, ces vecteurs diminuent le passage de la substance active dans la circulation générale et prolongent ainsi le temps de résidence dans les poumons [Koshkina et coll., 2001]. Cependant, les liposomes présentent des désavantages tels qu'une faible capacité d'encapsulation en substance active, une faible stabilité lors du stockage et une certaine difficulté à les produire à large échelle [Storm et Crommelin, 1998].

D'autres développements galéniques ont été effectués avec des agents antinéoplasiques destinés à la voie inhalée suivant leur solubilité. Par exemple, le 5-fluorouracile, qui est une substance assez soluble dans l'eau suivant la définition de la pharmacopée européenne c'est-à-dire 10-33 mg/ml, a été formulé sous forme de liposomes, de microsphères polymériques et de nanoparticules lipidiques dans le but d'obtenir une libération prolongée et d'optimiser ainsi l'exposition du tissu pulmonaire à cette substance [Hitzman et coll., 2006a, 2006b, 2006c]. Dans d'autres cas, certaines molécules sont tellement insolubles dans l'eau qu'elles peuvent être éliminées par l'escalier mucociliaire ou les macrophages alvéolaires avant d'être complètement dissoutes, ce qui pourrait limiter l'exposition des cellules tumorales à la substance active. Le paclitaxel réputé pour sa faible solubilité dans l'eau (< 0,03 mg/ml) a été mis sous forme de nanoparticules englobées dans des micro-agglomérats dans le but d'augmenter sa solubilité à saturation et sa vitesse de dissolution : après 8 h, de 60 à 66% de paclitaxel était dissous dans le milieu de dissolution à partir des nanoparticules par rapport à 18% pour des microparticules [El-Gendy et Berkland, 2009].

Les formulations élaborées jusqu'à présent présentent un ratio substance active/excipient de maximum 20% [Hitzman et coll., 2006a]. Il est important que ce ratio soit suffisamment élevé pour que les doses délivrées soient administrées dans des temps raisonnables.

IV. Stratégie scientifique

Notre stratégie s'est portée sur l'administration localisée d'un agent antinéoplasique dans le cadre de la thérapie des tumeurs pulmonaires. Il s'agit d'une molécule commerciale, le témozolomide (utilisé pour combattre les gliomes malins, dont les glioblastomes). Notre but a donc consisté en l'évaluation de la faisabilité et de l'efficacité de cette molécule sur un modèle pré-clinique de tumeurs pulmonaires chez la souris, et ce à l'aide de formulations délivrées par inhalation à l'aide d'un dispositif d'administration spécifique. Notre but fut ensuite de développer des poudres sèches pour inhalation destinées à un usage humain. Le choix de ces différents éléments est développé ci-dessous.

1. La molécule anticancéreuse testée

Le faible taux de survie des patients atteints du cancer NSCLC ou de métastases pulmonaires s'explique également par le fait que les cellules de cancer NSCLC ou métastatiques pulmonaires sont intrinsèquement résistantes aux stimuli pro-apoptotiques alors que la majorité de l'arsenal thérapeutique dont disposent les oncologues pour combattre ces cancers comprennent des molécules pro-apoptotiques qui sont pour la plupart non spécifiques et non sélectives [de Bruin et Medema, 2008 ; Han et Roman, 2010]. C'est pourquoi nous nous sommes penchés sur le témozolomide qui est capable de court-circuiter, tout au moins en partie, cette résistance intrinsèque des cellules cancéreuses aux stimuli pro-apoptotiques. Le témozolomide (**Figure 1**) est issu d'une recherche basée sur des composés de type 1-aryl-3,3-dimethyltriazenes qui a tout d'abord abouti à la dacarbazine [Shealy et coll., 1962]. Cette dernière doit être métabolisée par le foie pour donner le métabolite actif, le 5-(3-methyltriazen-1-yl) imidazole-4-carboxamide (MTIC). La dacarbazine a été introduite en clinique en 1976 avec comme première indication les mélanomes [Johnson et coll., 1976]. Cependant, elle présentait une efficacité modérée sans doute due à sa faible biodistribution. Ensuite, par la synthèse de composés de type pyrazolo-1,2,4-triazènes et imidazo [5,1-d]-1,2,3,5-tétrazène, le mitozolomide (azolastone) fût synthétisé et entra en clinique en 1985 pour traiter les mélanomes [Stevens et coll., 1984 ; Newlands et coll., 1985]. Cependant, le mitozolomide présentait lui aussi une efficacité limitée et une myélodépression importante. Ensuite des composés proches ont été évalués et c'est ainsi que le témozolomide s'est révélé efficace contre de nombreuses tumeurs tout en montrant un profil toxicologique avantageux et une biodistribution tout à fait remarquable [Newlands et coll., 1997]. En effet, il est stable en milieu acide, présente une excellente biodisponibilité orale (100%) et passe également la barrière hémato-encéphalique [Newlands et coll., 1997 ; Marchesi et coll., 2007]. Il a eu sa première application clinique en 1992 contre les gliomes et les mélanomes [Newlands et coll., 1992].

Actuellement, le témozolomide est commercialisé sous le nom Temodal® (Europe) ou Temodar® (États-Unis) qui sont des formulations soit pour la voie orale (gélules de 5 à 250 mg) ou soit pour la voie iv (flacon de 100 mg) qui sont indiquées dans le traitement des gliomes dont le glioblastome multiforme et l'astrocytome anaplasique réfractaire [Stupp et coll., 2009 ; E-compendium 2011].

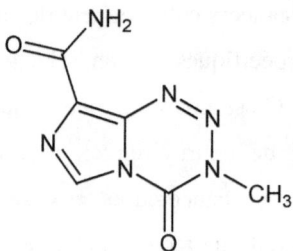

Figure 1 : Structure chimique du témozolomide

Le témozolomide est une prodrogue qui s'hydrolyse en MTIC à pH neutre ou alcalin. Ce dernier va lui-même se cliver spontanément en ion methyldiazonium responsable de la méthylation de groupements nucléophiles tels que ceux présents sur l'ADN et en 5-aminoimidazole-4-carboxamide (AIC), un constituant naturellement présent dans les urines [Saleem et coll., 2003]. La méthylation de l'ADN se produit principalement sur la N^7 et O^6 de la guanine (65-80% et 8%, respectivement) et sur la N^3 de l'adénine (9%) [Newlands et coll., 1997 ; Marchesi et coll., 2007]. Le mécanisme d'action de la cytotoxicité induite par le témozolomide n'a pas encore été complètement élucidé. Actuellement, il a été démontré que cette molécule induit des processus soutenus de proautophagie dans les cellules de glioblastomes [Kanzawa et coll., 2004 ; Lefranc et coll., 2007] qui est également un cancer réputé pour sa forte résistance aux stimuli pro-apoptotiques et pour son pronostic particulièrement sombre [Lefranc et coll., 2005]. L'autophagie est un processus intracellulaire de dégradation et de recyclage des protéines et des organelles cytoplasmiques dans le but de maintenir l'homéostasie cellulaire. C'est donc un mécanisme de défense cellulaire favorable à la cellule, qu'elle soit normale ou tumorale. En revanche, lorsque ce processus perdure, des dommages cellulaires irréversibles surviennent, comme dans le cas d'hypoxies sévères et persistantes dans les tissus tumoraux, d'infections virales, de toxines ou d'agents chimiothérapeutiques. Dans ce cas, les cellules meurent d'apoptose comme conséquence du processus soutenu d'autophagie [Ross et coll., 2007], et non pas comme cause directe du mécanisme d'action de la molécule incriminée. C'est ainsi que le témozolomide court-circuite, tout au moins en partie, la résistance intrinsèque des cellules gliales tumorales aux stimuli pro-apoptotiques [Lefranc et coll., 2007]. Des propriétés anti-angiogéniques ont également été rapportées pour le témozolomide dans des xénogreffes orthotopiques de glioblastomes humains chez la souris immunodéficiente [Mathieu et coll., 2008].

C'est actuellement le témozolomide en association avec la radiothérapie qui confère le meilleur pronostic de survie aux patients atteints de glioblastome [Stupp et coll., 2009]. Comme le cancer NSCLC et les métastases pulmonaires sont également résistants de manière intrinsèque aux stimuli pro-apoptotiques [Simpson et coll., 2008 ; Han et Roman, 2010], nous pensons que le témozolomide pourrait également apporter des bénéfices thérapeutiques aux patients atteints de ces cancers. Le témozolomide s'avère actif au sein de modèles pré-cliniques *in vivo* de cancers humains ou murins dont le mélanome [Carter et coll., 1994 ; Mathieu et coll., 2007], le cancer colorectal [Carter et coll., 1994] et le cancer de l'œsophage [Bruyère et coll., 2011]. Le mélanome [Soengas et Lowe, 2003] ainsi que le cancer de l'œsophage [Casson et coll., 1998 ; D'Amico et Harpole, 2000 ; Li et coll., 2006 ; Malthaner et coll., 2006] sont également des cancers qui résistent aux stimuli pro-apoptotiques. Le témozolomide a été ou est actuellement testé dans divers essais cliniques de phase I et II chez des patients atteints du cancer NSCLC [Adonizio et coll., 2002 ; Choong et coll., 2006 ; Kouroussis et coll., 2009 ; Clinicaltrials, 2011]. Il est à signaler que le principal effet secondaire du témozolomide est de la myélosuppression réversible dont la sévérité est relativement faible et qu'aucune toxicité pulmonaire n'est signalée pour cette molécule [Dario et Tomei, 2006].

Jusqu'à ce jour, seul quelques cas isolés de pneumopathie interstitielle ont été rapportés pour le témozolomide [Maldonado et coll., 2007 ; Pneumotox, 2011].

2. Modèles pré-cliniques

Le temozolomide n'est généralement pas administré par voie pulmonaire ou pour le cancer NSCLC. Il est dès lors important d'évaluer son efficacité *in vitro* et *in vivo* ainsi que sa tolérance *in vivo*.

a. *In vitro*

Les cultures cellulaires de lignées cancéreuses utilisées comme modèles pré-cliniques *in vitro* en chimiothérapie inhalée sont principalement les lignées cancéreuses humaines de carcinome pulmonaire NSCLC A549, H460, A431. Nous avons utilisé le modèle A549 auquel nous avons ajouté le modèle du mélanome B16F10 que nous utiliserons également *in vivo* (pseudo-métastases pulmonaires) ainsi que le modèle de glioblastome T98G comme contrôle positif de sensibilité au témozolomide [Kanzawa et coll., 2004].

Nous avons utilisé le test colorimétrique MTT pour déterminer l'effet des diverses formulations au niveau de la croissance des modèles tumoraux décrits ci-avant.

b. *In vivo*

Les modèles pré-cliniques *in vivo* de tumeurs pulmonaires disponibles au sein de notre groupe de recherche concernent des xénogreffes orthotopiques de cellules A549 chez la souris immunodéficiente [Mathieu et coll., 2004] ou encore un modèle de pseudo-métastases pulmonaires liées à l'injection de cellules du mélanome murin B16F10 au sein de la veine caudale de souris immunocompétentes [Mathieu et coll., 2007]. Nous avons utilisé ce modèle B16F10 pour deux raisons, la première est que ce modèle est sensible au témozolomide et la seconde est que le témozolomide s'est avéré aussi actif que l'adriamycine, le cisplatine, l'irinotécan, l'étoposide ou encore le paclitaxel dans ce modèle [Mathieu et coll., 2007].

3.   Dispositifs d'administration pulmonaire en pré-clinique

L'administration par voie inhalée de principes actifs à des souris porteuses de tumeurs pulmonaires peut se faire de différentes manières comme nous l'avons vu précédemment. Soit le dispositif d'inhalation est relié à une cage hermétiquement fermée où l'ensemble de l'animal (les poumons mais également les voies respiratoires supérieure et le pelage de l'animal) et l'entièreté de l'intérieur de la cage sont exposés à l'aérosol généré, soit via un dispositif où seul le museau de l'animal est exposé. Dans les deux cas, la dose administrée est une estimation issue du calcul suivant :

la dose déposée dans les poumons = (C × IV × T × DF) / BW   (3)

où C est la concentration de l'aérosol dans l'air inhalé, IV est le volume inhalé par animal par minute, T est le temps d'exposition, DF est la fraction déposée (qui est estimée chez l'espèce en fonction du diamètre aérodynamique) et BW est le poids corporel [Sakagami, 2006].

L'administration peut également être directement réalisée dans les poumons via la trachée de l'animal par un dispositif intra ou endotrachéal. Ce mode d'administration permet d'administrer une dose connue directement dans les poumons en limitant fortement la contamination et les pertes au niveau de la cage, du dispositif et dans l'environnement. Cette dernière méthode permet d'obtenir les données les plus fiables car ni les voies respiratoires supérieures, ni le pelage de l'animal ne sont exposés à l'aérosol [Driscoll et coll., 2000]. Les techniques intra ou endotrachéales nécessitent l'anesthésie préalable de l'animal. C'est cette approche, et plus particulièrement la technique endotrachéale, que nous avons retenue dans le cadre de notre travail.

4. Dispositifs d'administration pulmonaire en clinique

Comme nous l'avons également vu précédemment, il existe trois types de dispositifs d'inhalation à usage humain : les nébuliseurs, les systèmes pMDIs et les systèmes DPIs. Les avantages et inconvénients de chacun de ces dispositifs sont repris dans la **Table 2**. Pour l'administration inhalée d'antinéoplasiques, notre préférence s'est portée sur les systèmes DPIs étant donné que la plupart des agents antinéoplasiques présentent des problèmes de solubilité dans l'eau, que la stabilité des formes sèches est généralement supérieure aux formulations liquides et que les doses à administrer sont relativement élevées.

Table 2 : Avantages et inconvénients des dispositifs d'inhalation utilisables chez l'homme adapté de Labiris et Dolovich (2003b).

Dispositif d'inhalation	Avantages	Désavantages
Nébuliseurs (pneumatique, ultrasonique)	Ne nécessitent pas de technique d'inhalation ni de coordination particulière	Présentent des temps d'administration longs et d'importantes pertes dans l'environnement
	Forment des aérosols de taille appropriée pour la plupart des solutions des substances actives	Sont encombrants et non portatifs
	Délivrent des doses élevées	Peuvent être facilement contaminés
	Permettent d'administrer un aérosol à des enfants et à des personnes dans l'incapacité d'utiliser les autres dispositifs	Efficacité de déposition est faible et très variable d'un dispositif à l'autre
Aérosols doseurs pressurisés (pMDIs)	Sont compacts, portatifs, et peu coûteux	Nécessitent des techniques d'inhalation et une coordination main-poumon
	Contiennent la formulation	Présentent une importante

48

	dans un récipient hermétique	déposition oropharyngée et une faible déposition pulmonaire
	Les doses sont multiples et sont administrées de manière reproductible	Un nombre limité de substances actives peuvent être formulées pour ce type de dispositif et la dose maximum administrable est inférieure au milligramme
Inhalateurs à poudre sèche (DPIs)	Sont compacts, portatifs, peu coûteux et faciles à utiliser	La dose déposée dépend du flux inspiratoire du patient
	Ne nécessitent pas de coordination main-poumon	L'humidité peut former des agrégats et ramollir les gélules
	L'activation se fait par le flux inspiratoire du patient	La plupart des poudres sèches pour inhalations contiennent du lactose

Dans cette application bien particulière, le dispositif contaminé par la substance antinéoplasique et les pertes générées dans l'environnement peuvent être dangereuses pour le personnel soignant. Les systèmes DPIs présentent plusieurs avantages dans ce cas bien particulier. En effet, ce type de dispositif peut tout d'abord être élaboré dans le but d'une administration unique au vue de leur faible coût de production ce qui faciliterait leur élimination. De plus, comme l'activation de l'aérosol se fait par l'inspiration du patient, les pertes dans l'environnement sont nettement inférieures et moins risquées que pour les dispositifs pMDIs et les nébuliseurs. En outre, les systèmes DPIs ne requièrent pas de technique de coordination main-poumon particulière et n'utilisent pas de gaz propulseurs contrairement aux systèmes pMDIs (**Table 2**). Le temps d'administration avec un système DPI est relativement court en comparaison avec celui nécessaire aux nébuliseurs, ce qui augmente la compliance des patients pour ce genre de traitement.

Il existe trois types de systèmes DPIs sur le marché: ceux par activation passive qui sont soit des dispositifs unidoses (gélules) ou des dispositifs multidoses (réservoir ou doses pré-séparés) et ceux par activation active qui sont réservés préférentiellement à l'administration systémique [Islam et Gladki, 2008].

Les systèmes DPIs sont sujets à des réglementations relativement spécifiques concernant la reproductibilité des doses délivrées (uniformité des doses administrées et dose de particules fines (FPD) générées à un flux d'air déterminé). Les systèmes DPIs sont caractérisés par leur résistance au flux d'air et par leur système de dispersion. Les dispositifs présentant des grandes résistances au flux d'air nécessitent des efforts inspiratoires plus élevés pour générer la turbulence nécessaire permettant de disperser correctement la poudre. Les patients présentant des obstructions, telles que des tumeurs pulmonaires, sont susceptibles de présenter des capacités inspiratoires plus faibles et il est dès lors important de choisir des systèmes DPIs de faible résistance où la turbulence nécessaire pour disperser la poudre est générée avec moins de difficultés [Islam et Gladki, 2008]. De plus, dans le cadre de l'administration d'anticancéreux par voie inhalée, il est préférable d'utiliser des systèmes DPIs jetables de type unidose où la dose est contenue dans une gélule ou un blister permettant de diminuer les risques de contamination avant, pendant et après leur administration en prévoyant une filière de récupération des inhalateurs usagés. Pour ce faire, nous avons choisi le dispositif d'inhalation Axahaler® (SMB, Bruxelles, Belgique) comme système DPI unidose passif car il présente une faible résistance au flux d'air et un faible coût de production. Ce dispositif permet ainsi d'insérer une gélule qui va être percée via des aiguilles intégrées aux boutons poussoirs au niveau de la chambre du dispositif. Ensuite, la gélule va tourner sur elle-même sous l'action d'un flux d'air au niveau de l'espace situé entre la chambre et la grille ce qui va permettre au lit de poudre d'être dispersé par la turbulence générée. La désagrégation de la poudre va s'opérer progressivement lors du passage de la poudre contenue dans la gélule à l'embout buccal sous l'action du flux d'air. Les composants de ce dispositif sont illustrés dans la **Figure 2**.

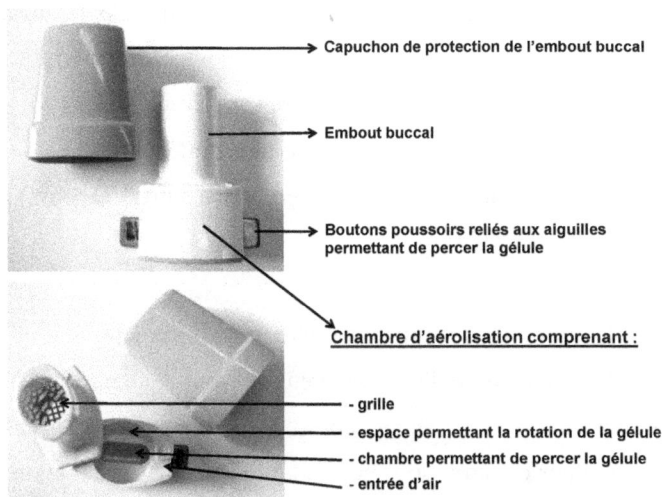

Capuchon de protection de l'embout buccal

Embout buccal

Boutons poussoirs reliés aux aiguilles permettant de percer la gélule

Chambre d'aérolisation comprenant :

- grille
- espace permettant la rotation de la gélule
- chambre permettant de percer la gélule
- entrée d'air

Figure 2 : *Illustration du dispositif d'inhalation Axahaler® et de ses différents constituants*

5. Développement de poudres sèches pour inhalation

La déposition de la substance active dans les poumons dépend des propriétés de la poudre, des performances du dispositif d'inhalation et du flux inspiratoire. En effet, quand le flux d'air passe à travers le dispositif d'inhalation, les molécules d'air, ayant une certaine énergie cinétique, vont bombarder le lit de poudre ce qui va permettre de fluidiser et de désagglomérer progressivement la poudre. Par conséquent, la poudre va être mise sous forme d'aérosol en 4 étapes simultanées : (i) dilatation du lit de poudre statique, (ii) fluidisation de la poudre dans le flux d'air, (iii) désagrégation des microparticules ou séparation de la substance active de son transporteur et enfin, (iv) déposition dans le tractus respiratoire [Pilcer et Coll., 2012].

Concernant l'aspect formulation des poudres sèches pour inhalation, la plupart des spécialités présentes sur le marché utilisent des formulations à base d'un transporteur tel que le lactose. En effet, les doses de principe actif à administrer sont généralement de l'ordre du microgramme (entre 20 et 500 µg) ce qui nécessite une dilution dans un volume de poudre plus important de l'ordre de la dizaine de milligramme (rapport principe actif/transporteur le plus souvent de 1:67,5). De plus, la taille de ces transporteurs, le plus souvent comprise entre 50 et 100 µm, va permettre d'améliorer les propriétés d'écoulement ainsi que la dispersion de la substance active micronisée (de taille généralement comprise entre 1 et 5 µm) dans le flux inspiratoire [Pilcer et Coll., 2012].

Dans notre application, la démarche va être très différente. En effet, les poudres sèches pour inhalation à base d'anticancéreux devront contenir une teneur en principe actif élevée en vue de délivrer des doses suffisantes au niveau des voies respiratoires inférieures. Pour ce faire, nous ne produirons pas de formulation à base de transporteurs mais des formulations à base d'agrégats de particules micronisées de substance active. Les forces d'adhésion entre les microparticules aggrégées devront être suffisamment lâches pour être surpassées par les forces générées par le flux d'air inspiratoire à travers le dispositif d'inhalation. Le but étant de produire des formes hautement dosées en principe actif, présentant des bonnes propriétés de dispersion et de déposition pulmonaire. De plus, étant donné que les anticancéreux sont des substances relativement peu solubles dans l'eau, les profils de dissolution dans le liquide simulant le fluide pulmonaire seront évalués.

BUT DU TRAVAIL

La voie inhalée est une voie d'administration localisée qui est devenue la voie préférentielle des traitements de la plupart des affections respiratoires car la localisation du traitement au niveau de l'organe cible a permis d'augmenter l'efficacité des traitements tout en diminuant les effets secondaires systémiques. Dès lors, cette voie a également été envisagée pour traiter les tumeurs pulmonaires. Plusieurs études pré-cliniques et de récentes études cliniques de phase I prouvent l'intérêt que présente cette voie d'administration dans cette application bien particulière. Cependant, les dispositifs d'inhalation employés que sont les nébuliseurs et les formulations liquides qui en découlent ne semblent pas les plus appropriés pour répondre aux problématiques rencontrées avec les agents antinéoplasiques.

Le but de ce travail a été dès lors d'envisager la formulation de poudres sèches pour inhalation délivrées par un inhalateur à poudre sèche qui nous semble plus adapté à cette application en oncologie. Le témozolomide a été choisi comme agent anticancéreux pour son efficacité contre les gliomes qui sont des cancers réputés pour leur résistance à l'apoptose tout comme les cancers pulmonaires non-à-petites cellules (cancers NSCLC) et les métastases pulmonaires. De plus, le témozolomide est une molécule relativement bien tolérée qui ne présente pas de toxicité pulmonaire lors de son administration conventionnelle.

Dans un premier temps, nous avons voulu démontrer l'efficacité antitumorale et la tolérance du témozolomide administré soit de manière conventionnelle (voie iv) soit de manière localisée (voie inhalée) par un dispositif endotrachéal approprié sur un modèle pré-clinique de pseudo-métastases pulmonaires B16F10 (mélanome murin) chez la souris. La reproductibilité de la dose et de l'aérosol ainsi que la déposition des gouttelettes générées par le dispositif endotrachéal ont pu ainsi être évalués.

Ensuite, des formulations de poudre sèche pour inhalation à base de témozolomide ont été élaborées dans le but d'obtenir des propriétés physicochimiques, aérodynamiques et de dissolution appropriées.

MATÉRIEL ET MÉTHODES

I. Matériel

Les agents chimiques utilisés lors de ce travail sont repris dans la **Table 3**. Les autres agents chimiques utilisés étaient de qualité analytique. La mention *ph.eur.* indiquée dans la **Table 3** signifie que le produit chimique est conforme aux spécifications de la pharmacopée européenne.

Table 3 : Matériel utilisé lors des différentes expérimentations sur le témozolomide

Produit chimique	Pureté	Fournisseur	Ville, Pays
Témozolomide	>98%	Shilpa Medicare Ld	Raichur, Inde
Poloxamer 188	ph.eur.	BASF	Ludwigshafen, Allemagne
Polysorbate 80	ph.eur.	Certa	Braine l'Alleud, Belgique
Alcool polyvinylique	87-90%	Sigma	Syeinheim, Allemagne
Taurocholate sodique	≥95%	Sigma	Syeinheim, Allemagne
Glycocholate sodique	≥97%	Sigma	Syeinheim, Allemagne
1,2-dilauroyl-sn-glycero-3-phosphocholine	99,8%	NOF corporation	Hyogo, Japon
1,2-dimirystoyl-sn-glycero-3-phosphocholine	99,1%	NOF corporation	Hyogo, Japon
L-histidine	ph.eur.	Merck	Darmstadt, Allemagne
L-thréonine	ph.eur.	Merck	Darmstadt, Allemagne
L-leucine	ph.eur.	Merck	Darmstadt, Allemagne
Cholestérol	ph.eur.	Bufa	Uitgeest, Pays-Bas
Lécithine de soja hydrogenée (85% distéaryl phosphatidylcholine et 15% dipalmitoyl phosphatidylcholine) (P90H)	90%	Nattermann Phospholipids	Cologne, Allemagne
Dipalmitoyl Phosphatiylcholine	99,0%	Lipoid	Ludwigshafen, Allemagne
Alpha-lactose monohydrate 450 mesh (Lactose)	ph.eur.	DMV	Veghel, Pays-Bas
Mannitol	ph.eur.	Roquette Frères	Lestreme, France

II. Méthodes de production des formulations

1. Les procédures de protection

Le témozolomide est une substance potentiellement mutagène, carcinogène et qui peut affaiblir la fertilité [Material Safety Data Sheet, 2007]. De par le danger qu'il présente, des procédures doivent dès lors être mises en place lors de sa manipulation pour protéger le manipulateur et l'environnement. L'équipement individuel de protection du manipulateur comportait une blouse de laboratoire recouverte d'une blouse de protection jetable Tyvek® (DuPont, Mechelen, Belgique), d'une double paire de gants en latex jetables dont la première paire se trouve en dessous de la manche de la blouse et la deuxième paire au dessus de la manche de la blouse jetable. Cette dernière paire était enlevée au moins toutes les heures ou dès qu'elle avait été souillée avec le produit, qu'elle avait été endommagée ou dès qu'elle était sortie du champ de travail. Un masque « *Filtering Facepiece Particles* » FFP de type 3 (3M, Cergy-Pontoise, France), qui est le masque le plus filtrant, était utilisé pour protéger les voies respiratoires (minimum 99% de l'aérosol est filtré par ce dispositif avec maximum 2% de fuites vers l'intérieur). Une paire de lunettes avec des visières latérales était également utilisée pour protéger les yeux du manipulateur.

Les gants, la blouse de protection ainsi que le matériel à usage unique étaient considérés comme pouvant avoir été souillés par le témozolomide et suivaient la même filière d'élimination que les médicaments cytotoxiques. Les médicaments cytotoxiques et cytostatiques sont définis comme des déchets dangereux conformément à la directive 91/689/CEE. Suivant les recommandations de la WHO, les déchets cytotoxiques doivent être éliminés par incinération à 1200°C avec double foyer de combustion. Par conséquent, ils seront éliminés par la filière des déchets de soins de santé à risque.

La production et l'évaluation des formulations ont été exécutées dans un local dédié à cet effet sous un champ de travail étudié et conçu pour nos applications. En effet, ces champs de travail sont des systèmes de flux aspirant (Protec I et Protec II, ADS Laminaire, Paris, France) où l'air circulant dans le champ passe préalablement par des filtres HEPA (*High Efficient Particulate Air*) qui capte 99,97% des particules supérieures ou égales à 0,3 μm, avant d'être éliminé en dehors du bâtiment. La décontamination du témozolomide au niveau de la verrerie et des appareillages a été effectuée à l'aide d'une solution de NaOH 6N.

2. Les techniques utilisées

a. Homogénéisation haute vitesse

L'homogénéisateur haute vitesse utilisé pour disperser et homogénéiser les suspensions dans le cadre de ce travail était composé d'un moteur X620 couplé à une tige de dispersion T10 (CAT M. Zipperer, Staufen, Allemagne). Le principe de fonctionnement est basé sur le frottement des particules solides dans le gradient de vitesse situé dans l'interstice entre la tige rotative et la tige statique de l'homogénéisateur. En effet, la dispersion est tout d'abord aspirée dans le sens axial au niveau de la tête de dispersion et ensuite comprimée dans le sens radial à travers les fentes du système. Par conséquent, les particules solides sont soumises à de très hautes forces de cisaillement. De plus, de par la très haute turbulence générée dans l'interstice, la dispersion est également homogénéisée. Les vitesses de rotation varient de 6 500 à 24 000 tours par minute (tpm).

b. Homogénéisation haute pression

L'homogénéisateur haute pression employé pour réduire la taille des particules solides en suspension était un Emulsiflex-C5® (Avestin Inc., Ottawa, Canada).
La suspension se trouvant dans le réservoir est véhiculée à l'aide d'une pompe dans la chambre d'homogénéisation dont l'orifice d'entrée est de 3 mm et dont l'orifice de sortie peut être réduit jusqu'à 25 μm (à une pression de 22 000 PSI) à l'aide du régulateur de pression d'homogénéisation. L'importante réduction de l'ouverture de l'orifice de sortie va provoquer une augmentation de la vitesse d'écoulement du fluide ce qui va augmenter en retour la pression dynamique du fluide. En accord avec l'équation de Bernouilli, la pression statique du fluide va diminuer avec l'augmentation de la pression dynamique jusqu'à arriver à une pression inférieure au

point d'ébullition de l'eau à température ambiante. Par conséquent, des bulles de gaz, appelées aussi bulles de cavitation, vont se former dans le fluide et vont imploser là où la pression reviendra à des valeurs normales (phénomène de cavitation) c'est-à-dire quand la suspension quittera la chambre d'homogénéisation.

La réduction des particules en suspension est principalement provoquée par les forces de cavitation mais également par les forces de cisaillement et par les collisions interparticulaires [Müller et coll., 2001]. La réduction de la taille des particules solides va dépendre de la pression de travail (jusqu'à un maximum de 30 0000 PSI), du nombre de cycles qui correspond au nombre de passages complets de la suspension dans l'homogénéisateur et de la dureté des particules [Müller et coll., 2001].

c. Atomisation par la chaleur

L'atomiseur utilisé pour évaporer le solvant des solutions ou des suspensions pour former des poudres sèches est un Mini Spray Dryer B-290 (Büchi Laboratory-Techniques, Flawil, Suisse), relié ou non à un déshumidificateur B-296 (Büchi Laboratory-Techniques, Flawil, Suisse).

Le séchage par atomisation est une technique permettant de produire en une seule étape une poudre sèche à partir d'une solution ou d'une suspension. Pour ce faire, la solution ou la suspension est amenée à l'aide d'une pompe péristaltique au niveau de la buse de pulvérisation où elle sera dispersée sous forme de fines gouttelettes dans la chambre de séchage grâce à l'application d'air comprimé (dans le cas d'une buse pneumatique). L'air de séchage est tout d'abord filtré, optionnellement déshumidifié, avant d'être chauffé par des résistances électriques à une température fixée. Le flux d'air est généralement appliqué parallèlement au flux de pulvérisation et aura comme rôle de sécher la dispersion de gouttelettes au niveau de la chambre de séchage. Le moteur d'aspiration permet de générer un flux d'air à travers l'atomiseur. Les particules sèches seront séparées du flux d'air au niveau du cyclone par la force centrifuge que subissent ces particules en suspension dans l'air circulant. L'air sera ensuite évacué en passant préalablement à travers un filtre. Deux sondes de température permettent de mesurer la température de l'air de séchage et de l'air de sortie situé entre la chambre de séchage et le cyclone.

Le phénomène endothermique d'évaporation du solvant et le temps très court d'exposition des gouttelettes à l'air de séchage, entre 100 millisecondes et quelques secondes, empêchera que la température des particules n'atteigne la température de l'air de séchage. Cependant la température des particules pourra monter jusqu'à la température de sortie qui est, dès lors, un paramètre à considérer pour garantir la stabilité du produit lors de ce procédé de séchage. La taille des particules générées et récoltées au niveau du cyclone peut être comprise entre 0,5 et 30 µm.

Les particules plus grosses sont récupérées dans un récipient en bas de la chambre de séchage et les particules plus fines sont emportées par le flux d'air.

3. Préparation des formulations à base de témozolomide

a. Étude de pré-formulation

> **Évaluation de la stabilité du témozolomide en solution**

La stabilité du témozolomide a été testée dans des solutions tampons phosphate pH 5,0 ; pH 6,0 et pH 7,4 de la pharmacopée européenne dont la composition est reprise dans la **Table 4**. La stabilité du témozolomide dissous dans ces différentes solutions tamponnées a été évaluée au cours du temps à différentes températures (température ambiante, 4°C et 37°C).

Table 4 : Composition des solutions tamponnées à différents pH de la pharmacopée européenne [Pharmacopée européenne 7ème édition, 2011]

pH des solutions tamponnées	Composition des solutions tamponnées
pH 1,0	solution d'acide chlorhydrique à 0,1N
pH 2,0	8,95 g de phosphate disodique 3,40 g de phosphate monopotassique acide phosphorique ad pH 2,0 eau ad 1000 ml
pH 3,0	Acide phosphorique solution NaOH 10N ad pH 3,0
pH 4,0	68,0 g de phosphate monopotassique acide phosphorique ad pH 4,0 eau ad 1000 ml
pH 5,0	2,72 g de phosphate monopotassique solution KOH 1N ad pH 5,0 eau ad 1000 ml
pH 6,0	63,2 ml d'une solution de phosphate disodique à 71,5 g/l et 36,8 ml d'une solution d'acide citrique à 21 g/l
PH 7,4	393,4 de solution de NaOH 0,1N 250,0 ml de phosphate monopotassique 0,2M

➤ **Étude de la solubilité du témozolomide**

Une quantité suffisante de témozolomide a été mise en suspension sous agitation magnétique à température ambiante pendant un minimum de 24 heures dans différents mélanges dioxane-eau, dans des solutions tamponnées de différents pH (**Table 4**) en présence ou non d'acides aminés et dans différents solvants organiques. Cela en vu de déterminer respectivement la constante diélectrique préférentielle du mélange solvant solubilisant au maximum le témozolomide et en vue de déterminer la solubilité du témozolomide suivant le pH ou la présence d'acides aminés ainsi que dans différents solvants organiques. La dispersion a ensuite été filtrée sur des filtres de 0,45 µm (Pall Life Siences, New York, États-Unis) et diluée avec de la phase mobile pour atteindre des concentrations comprises dans le domaine de linéarité de la méthode de dosage.

> **Criblage de différents surfactants dans le but de stabiliser le témozolomide en suspension**

Des suspensions de témozolomide (6,4% m/v) ont été préparées à l'aide de la poudre de départ dans une solution tamponnée pH 5,0 (**Table 4**) et stabilisée à l'aide de différents surfactants non ioniques tels que le poloxamer 188, le polysorbate 80 ou l'alcool polyvinylique, et des surfactants ioniques tels que le taurocholate ou le glycocholate sodique. Des combinaisons de surfactants ioniques et non ioniques ont également été testées. La concentration de surfactant par rapport au témozolomide présent était de 10% (m/m). Pour évaluer la stabilisation apportée par les surfactants, la suspension a été homogénéisée par un homogénéisateur haute vitesse à 8 000 tpm dans un bain de glace pendant 10 minutes pour ensuite subir des cycles de pré-broyage (15 cycles à 7 000 PSI et 10 cycles à 12 000 PSI) et de broyage (20 cycles à 24 000 PSI) à l'aide de l'homogénéisateur haute pression relié à un échangeur thermique, dont la température a été fixée à 10 ± 1°C.

b.   Solution intraveineuse

La composition qualitative et quantitative ainsi que le rôle de chaque excipient de la solution iv sont repris dans la **Table 5**. Etant donné que le témozolomide est une substance peu soluble dans l'eau (~3 mg/ml à température ambiante) et qu'elle s'hydrolyse à pH neutre, un agent solubilisant tel que la L-histidine et un tampon acide (pH 5,0 ; **Table 4**) ont été ajoutés à la solution aqueuse. De plus, la solution iv a été préparée dans des conditions aseptiques et a été stérilisée à l'aide d'un filtre stérile de diamètre de pores de 0,22 µm (Pall Life Siences, New York, États-Unis).

Table 5 : *Composition qualitative, quantitative et rôle de chaque excipient de la solution intraveineuse*

Excipient	Quantité	Fonction
Témozolomide	40 mg	Principe actif
L-Histidine	40 mg	Agent solubilisant
Phosphate monopotassique	27,2 mg	Tampon
KOH	1N ad pH 5,0	Agent alcalinisant pour ajuster le pH
Eau pour injection	ad 10 ml	Solvant

c. **Suspension pour inhalation**

La composition qualitative, quantitative et le rôle de chaque excipient de la suspension pour inhalation est reprise dans la **Table 6**.

Table 6 : *Composition qualitative, quantitative et rôle de chaque excipient de la suspension pour inhalation.*

Excipient	Quantité	Fonction
Témozolomide	6,4 g	Principe actif
1,2-dilauroyl-sn-glycero-3-phosphocholine	180 mg	Agent stabilisant
1,2-dimirystoyl-sn-glycero-3-phosphocholine	180 mg	Agent stabilisant
Phosphate monopotassique	272 mg	Tampon
KOH	1N ad pH 5,0	Agent alcalinisant pour ajuster le pH
Eau désionisée	ad 100 ml	Solvant

Au vu de la faible solubilité du témozolomide dans l'eau et du faible volume administrable par inhalation chez la souris (50 µl), une suspension a été élaborée. Les excipients autorisés pour l'inhalation sont relativement peu nombreux [Pilcer et Amighi, 2010]. Pour ce faire, nous avons utilisé des phospholipides biocompatibles et biodégradables comme agents surfactants pour obtenir des suspensions aqueuses homogènes de témozolomide. Le pH de la suspension a été fixé à pH 5,0 afin de garantir la stabilité de la molécule en solution tout en permettant à la suspension d'être bien tolérée par le tractus respiratoire [Shen et coll., 1995 ; Atkins et Crowder, 2004]. La formulation a été élaborée en dispersant d'abord le 1,2-dilauroyl-sn-glycero-3-phosphocholine et le 1,2-dimirystoyl-sn-glycero-3-phosphocholine dans une solution tamponnée à pH 5,0 maintenue dans un bain de glace pendant 10 minutes à 24 000 tpm à l'aide d'un homogénéisateur haute vitesse (section II.2.a.), et ensuite, en mélangeant le témozolomide à la précédente dispersion en utilisant la même procédure d'homogénéisation haute vitesse. Enfin, l'étape de réduction de taille des particules dispersées dans la suspension a été effectuée à l'aide de l'homogénéisateur haute pression (section II.2.b.).

Des cycles de pré-broyage (15 cycles à 7 000 PSI et 10 cycles à 12 000 PSI) ont été tout d'abord effectués pour éviter de bloquer l'orifice de sortie de la chambre d'homogénéisation et ensuite 20 cycles de broyage à 24 000 PSI ont été appliqués. La suspension était maintenue sous agitation dans le réservoir de l'homogénéisateur haute pression à l'aide d'un homogénéisateur haute vitesse à 8 000 tpm et la température de l'échangeur thermique était maintenue à 10 ± 1 °C pour éviter l'augmentation de température de la suspension lors du processus de broyage [Hecq et coll., 2005]. En effet, l'énergie libérée lors du processus de réduction augmente la température de 30°C lors de l'application de 20 cycles de 24 000 PSI [Hecq et coll., 2005].

La suspension élaborée était à une concentration de témozolomide de 6,4% (m/v). Elle a été conservée à une température de 4 ± 1°C et a été ensuite diluée par du tampon phosphate pH 5,0 pour atteindre les concentrations désirées. Cette suspension a été utilisée pour la détermination de la dose délivrée (section V.2.) et pour la détermination de la distribution de taille des gouttelettes générées par le dispositif d'administration chez la souris pour les formulations liquides (section V.3.). Cette suspension a également été utilisée pour l'évaluation de la dose maximale tolérée chez la souris (section VI.2.) et pour la détermination de l'activité antitumorale (section VI.4.).

d. Poudres sèches pour inhalation

Les compositions qualitatives et quantitatives théoriques des formulations F1, F2, F3 et F4 avant (suspensions) et après atomisation (poudres sèches), sont décrites dans la **Table 7**.

Table 7 : *Composition théorique des formulations avant et après atomisation*

	Composition	Concentration dans la suspension % (g/100 ml)	Concentration dans la poudre sèche % (g/100 g)
F1	Témozolomide	5	100
	Isopropanol	ad 100	
F2	Témozolomide	5	95
	P90H	0,066	1,25
	Cholestérol	0,197	3,75
	Isopropanol	ad 100	
F3	Témozolomide	5	47,30
	1,2-dilauroyl-sn-glycero-3-phosphocholine	1,4	13,24
	1,2-dimirystoyl-sn-glycero-3-phosphocholine	1,4	13,24
	α-lactose monohydrate	2,5	23,65
	Tampon phosphate pH 5,0	ad 100	2,57
F4	Témozolomide	5	42,30
	1,2-dilauroyl-sn-glycero-3-phosphocholine	1,4	11,84
	1,2-dimirystoyl-sn-glycero-3-phosphocholine	1,4	11,84
	α-lactose monohydrate	3,75	31,72
	Tampon phosphate pH 5,0	ad 100	2,30

Tout d'abord, le témozolomide était dispersé à 24 000 tpm à l'aide de l'homogénéisateur haute vitesse (section II.2.a), dans un bain de glace, soit dans de l'isopropanol, soit dans une dispersion de 1,2-dilauroyl-sn-glycero-3-phosphocholine et de 1,2-dimirystoyl-sn-glycero-3-phosphocholine préalablement élaborée dans du tampon phosphate pH 5,0. Ensuite, l'homogénéisateur haute pression (section II.2.b.) était utilisé pour réduire la taille des particules de témozolomide. Des cycles de pré-broyage (15 cycles à 4 000 PSI et 10 cycles à 12 000 PSI) et de broyage (20 cycles à 20 000 PSI) étaient appliqués aux suspensions. Le processus s'est déroulé en circuit fermé en maintenant une vitesse d'agitation de 8 000 tpm dans le réservoir de l'homogénéisateur haute pression. Une température de $2,5 \pm 1,0°C$ pour la suspension isopropanolique et de $10,0 \pm 1,0°C$ pour la suspension aqueuse était maintenue au niveau de l'échangeur thermique pendant toute la durée du processus de réduction de taille. Ensuite, la concentration de témozolomide dans chaque suspension a été déterminée par la méthode de chromatographie liquide haute performance couplée à une détection UV/VIS (section III.1.). Ceci afin de déterminer respectivement, les quantités adéquates de P90H et de cholestérol pour la formulation F2 et de lactose pour les formulations F3 et F4 à dissoudre pour atteindre les compositions quantitatives décrites dans la **Table 7**.

Enfin, les formulations de poudre sèche ont été obtenues à partir des différentes suspensions en utilisant la technique d'atomisation décrite précédemment (section II.2.c.). Pour ce faire, les suspensions étaient atomisées dans la chambre de séchage à un débit de 3,4 g/min pour les suspensions F1 et F2 et à un débit de 2,2 g/min pour les suspensions F3 et F4. Les suspensions étaient atomisées à travers une buse de 0,7 mm en utilisant de l'air comprimé à un débit de 500 l/h. L'air de séchage avait un débit de 35 m^3/h et était chauffé à 70°C pour les formulations F1 et F2 et à une température de 130°C pour les formulations F3 et F4. Dans ces conditions, les températures de sortie étaient de 35°C pour les formulations F1 et F2 et de 60°C pour les formulations F3 et F4. Les poudres sèches étaient séparées du flux d'air à l'aide du cyclone pour être recueillies au niveau du récolteur. Les rendements obtenus étaient de 40% pour F1, 60% pour F2 et de 50% pour F3 et F4. Les poudres sèches étaient ensuite conservées à température ambiante dans un dessiccateur.

III. Méthodes de caractérisation des formulations

1. Dosage du témozolomide par chromatographie liquide haute performance (HPLC) couplée à une détection UV/Vis

L'HPLC est une technique de séparation qui repose sur la distribution différentielle des espèces chimiques entre deux phases non-miscibles, une phase stationnaire apolaire contenue dans une colonne et une phase mobile liquide polaire qui traverse, par percolation, cette phase stationnaire [Pharmacopée européenne 7ème édition, 2011].

a. Conditions chromatographiques

L'appareillage utilisé était équipé d'un dégazeur, d'une pompe quaternaire, d'un injecteur, d'une colonne, d'un système de détection à barrette de diode (Agilent 1200, Agilent Technologies, Bruxelles, Belgique), relié à un système d'acquisition des données traitées par le logiciel *Chemstation* (Agilent Technologies, Bruxelles, Belgique). La colonne utilisée était une colonne Hypersil Gold d'une longueur de 250 mm et d'un diamètre de 4,6 mm, contenant la phase stationnaire constituée de microsphères de 5 µm de silice greffée C18 (Thermo Fisher Scientific, Waltham, États-Unis). La phase mobile liquide était constituée d'un mélange de 0,5% (v/v) d'acide acétique glacial dans l'eau milliQ et d'acétonitrile (90:10 (v/v)) qui était filtrée sur des filtres de diamètre de pores de 0,22 µm (Durapore$^{®}$, Millipore, Cork, Ireland). Les analyses s'opéraient à température ambiante à un débit de 1,0 ml/min. Le volume d'injection était de 10 µl et la détection se faisait à la longueur d'onde λ de 329 nm. Le temps d'analyse était de 10 minutes. Les solutions standards et les échantillons étaient élaborés à l'aide de la phase mobile et étaient filtrés sur des filtres de diamètre de pores de 0,45 µm (Pall Life Siences, New York, États-Unis). Les conditions chromatographiques pour le dosage du témozolomide sont issues du « *Drug Master Files* » fournies avec le témozolomide par Shilpa Medicare Ld (Inde).

b.   Validation analytique

La procédure analytique a suivi les procédures du « Guide de Validation Analytique ; Rapport d'une commission SFSTP » [Caporal-Gautier et coll., 1992]. L'ensemble des calculs et des tests statistiques ont été effectués à l'aide du tableur Excel.

➢ Conditions préliminaires

On suppose *a priori* que les mesures individuelles y_i (signaux) sont indépendantes, de caractère aléatoire et de distribution normale vu la nature des erreurs dans un dosage chromatographique. Les variances des mesures individuelles à l'intérieur d'un groupe sont supposées former un ensemble homogène. Cela sera soit vérifié par un test de Cochran, soit l'homoscédasticité sera supposée dans les cas où on a un trop faible nombre de données comme pour l'analyse de variance effectuée pour déterminer la précision.

➢ Spécificité

Une méthode analytique est dite spécifique lorsqu'elle permet de mesurer quantitativement un paramètre physicochimique ou un groupement fonctionnel d'une ou de plusieurs substances dans l'échantillon. Pour un dosage, la méthode analytique est spécifique si le signal mesuré provient seulement de la substance à analyser.

La spécificité de la méthode est supposée de par l'origine de la méthode analytique. De plus, les impuretés relatives sont également décrites dans le « *Drug Master File* » du témozolomide. Elles sont séparées du témozolomide en utilisant les mêmes conditions chromatographiques et sont détectées aux longueurs d'onde λ de 264 et 329 nm.

➢ Linéarité

La linéarité d'une méthode analytique est sa capacité (à l'intérieur d'un certain intervalle) d'obtenir des résultats proportionnels, directement ou par une transformation mathématique bien définie, à la concentration de la substance analysée dans l'échantillon. La méthode des moindres carrés a été utilisée pour élaborer les droites d'étalonnage à partir des signaux mesurés pour chaque concentration. La pente de la droite (b), l'ordonnée à l'origine (a), la covariance (Sxy), le coefficient de corrélation (r) et le coefficient de détermination (r^2) ont été calculés à l'aide du tableur Excel. Chaque pente, coefficient de corrélation et ordonnée à l'origine ont été testés pour déterminer s'ils étaient significativement différents de 0 ou non par le test de Student à l'aide du tableur Excel.

Ensuite, une analyse statistique évaluant la validité de la droite de régression et l'existence d'une pente significative a été effectuée. Pour ces tests, un changement de variable est nécessaire et l'homogénéité des variances doit être vérifiée à l'aide, par exemple, d'un test de Cochran. Le protocole expérimental utilisé était le suivant: 3 solutions étalons ont été confectionnées sur 3 jours différents. Les concentrations choisies pour élaborer la droite d'étalonnage ont été élaborées à partir d'une solution mère à 2 mg/ml (pesée précise d'environ 100,0 mg dans 50,00 ± 0,06 ml) diluée par de la phase mobile. Les concentrations testées étaient 25, 50, 100, 200 et 250 µg/ml.

> **Exactitude**

L'exactitude exprime l'étroitesse de l'accord entre la valeur qui est acceptée, soit comme une valeur conventionnellement vraie (standard interne du laboratoire) soit comme une valeur de référence acceptée (standard international), et la valeur trouvée (valeur moyenne) obtenues en appliquant la procédure d'analyse un certain nombre de fois. L'exactitude est estimée sur base des données obtenues par rapport au système de référence considéré, la droite d'étalonnage réalisée, et les données obtenues par le système d'analyse. C'est ainsi que le taux de recouvrement a été déterminé pour chaque point expérimental. Dans notre cas, nous utiliserons les résultats obtenus lors de l'étude de linéarité permettant d'évaluer la validité des droites mesurées.

L'homoscédasticité est vérifiée par le test de Cochran. Si les variances sont homogènes par rapport au seuil fixé (dans notre cas : 5%), la validité des moyennes

68

pourra être évaluée en comparant les erreurs inter-groupes avec les erreurs intra-groupes. Un test de Fisher déterminera si les variations des observations entre les différents groupes sont dues aux erreurs expérimentales ou non. Enfin, si le test de validité des moyennes est non significatif, la moyenne, l'écart-type et l'intervalle de confiance seront calculés pour tous les niveaux de concentrations considérés.

> **Précision**

La précision, ou fidélité, d'une procédure d'analyse exprime l'étroitesse de l'accord entre les résultats de tests individuels lorsque la procédure est appliquée de manière répétée sur des prises d'essais multiples d'un échantillon homogène. La précision dépend de facteurs tels que l'opérateur, l'équipement, le temps et les réactifs. Elle peut être étudiée à deux niveaux : (i) la répétabilité « intra-jour », qui exprime la précision sous les mêmes conditions opératoires pendant un intervalle de temps court, et (ii) la reproductibilité, qui exprime la variabilité « inter-jours », ou totale. Ces paramètres ont été testés pour un échantillon de 25, 50 et 200 µg/ml. Les échantillons ont été testés en quadruplicate pendant 3 jours consécutifs.

Par la suite, une analyse de variance à 2 facteurs a été réalisée afin de vérifier si on observait un effet jour, un effet échantillon et une interaction entre l'échantillon et le jour. À partir des résultats de l'analyse de variance, nous avons estimé les coefficients de variation et donc la précision analytique.

> **Seuil de détection**

Le seuil de détection est la plus petite quantité d'une substance à examiner dans un échantillon pouvant être détectée, mais non quantifiée comme une valeur exacte.

Un enregistrement du blanc d'analyse est effectué en suivant la procédure complète d'analyse sur un échantillon contenant l'ensemble des constituants, à l'exception de la substance à rechercher. On détermine l'amplitude maximale h_{max} du signal sur une distance égale à 20 fois la largeur à mi-hauteur du pic correspondant à la substance à rechercher.

Le seuil de détection SD est estimé par :

$$SD = 3 \times h_{max} \times R \qquad (4),$$

R étant le facteur de réponse quantité/signal (exprimé en hauteur).

> **Seuil de quantification**

Le seuil de quantification est la plus petite quantité d'une substance à examiner dans un échantillon pouvant être dosée dans les conditions expérimentales décrites avec une précision et une exactitude définies.

La valeur h_{max} obtenue pour le seuil de détection est utilisée pour obtenir le seuil de quantification. En effet, le seuil de quantification est estimé par :

$$SQ = 10 \times h_{max} \times R \qquad (5),$$

R étant le facteur de réponse quantité/signal (exprimé en hauteur).

Par la suite on prépare n échantillons indépendants ($n \geq 6$) contenant la substance à quantifier à la concentration SQ et on effectue la procédure analytique sur chaque échantillon. Ensuite, la fidélité sera évaluée sur cette valeur.

2. Caractérisations des propriétés physico-chimiques
a. Diffraction de la lumière laser

Les distributions de taille des particules ont été déterminées par diffraction de la lumière laser. Cette technique est basée sur la déviation du rayon lumineux monochromatique lors de son contact avec les particules de l'échantillon. Le rayon incident va être dévié dans toutes les directions avec une intensité I_r et un angle θ dépendant de sa longueur d'onde λ et de la taille des particules. En effet, pour une longueur d'onde λ déterminée, plus les particules seront petites, plus l'angle θ sera élevé et l'intensité I_r sera faible [Pharmacopée européenne 7ème édition, 2011].

Les particules au sein d'un échantillon sont rarement sphériques. Pour ramener la mesure de taille à une seule dimension, la particule est assimilée théoriquement à une sphère qui produirait le même signal au sein de l'appareil de mesure que la particule considérée. La sphère ayant l'avantage de pouvoir être caractérisée par une valeur unique, c'est-à-dire son diamètre ce qui n'est pas le cas des autres formes géométriques [Pharmacopée européenne 7ème édition, 2011].

Un appareil de diffraction laser est constitué d'une source lumineuse (Exemple: laser He-Ne, λ = 632 nm et diode bleue à 466 nm pour l'appareillage Mastersizer$^{®}$2000), de composants optiques de traitement du faisceau, d'un système de lentilles, d'un ensemble de détecteurs photosensibles, d'un dispositif de dispersion des particules dans un gaz ou dans un liquide, d'une cellule de mesure et d'un ordinateur pour l'acquisition et le traitement des données.

Cette technique ne permet pas de distinguer les déviations du rayon incident provenant d'une particule seule ou d'un amas de particules. En effet, le signal de dispersion total correspondra à la somme des signaux qu'ils proviennent de l'interaction avec une particule seule ou avec un amas de particules. Le système de dispersion est dès lors primordial [Pharmacopée européenne 7ème édition, 2011].

La distribution de taille résultant de la conversion du signal lumineux est une distribution en volume caractérisée par les paramètres suivants :

- Le diamètre d (v ; 0,1) est le diamètre (μm) pour lequel 10% des particules de l'échantillon (en termes de volume) ont un diamètre en dessous de cette valeur ;

- Le diamètre d (v ; 0,5) ou diamètre volume médian est le diamètre (μm) pour lequel 50% des particules de l'échantillon (en termes de volume) ont un diamètre en dessous de cette valeur ;

- Le diamètre d (v ; 0,9) est le diamètre (μm) pour lequel 90% des particules de l'échantillon (en termes de volume) ont un diamètre en dessous de cette valeur ;

- Le diamètre D [4,3] ou diamètre volume moyen est calculé suivant l'équation suivante :

$$D [4,3] = \Sigma \ d^4/d^3 \qquad (6)$$

où d est le diamètre mesuré pour chaque particule.

La conversion du signal lumineux en distribution de taille pour l'appareillage Mastersizer® 2000 est élaborée suivant la théorie de Mie où l'intensité du rayon diffracté par la particule est fonction de la taille de la particule, de l'indice de réfraction de la particule et du milieu dispersant, de la longueur d'onde et de l'angle de diffraction [Pharmacopée européenne 7ème édition, 2011]. L'indice d'absorption de la particule est également nécessaire.

> **Appareillage Mastersizer® 2000**

L'appareil de diffraction de la lumière laser utilisé pour évaluer la distribution de taille des différentes formulations de témozolomide était un Mastersizer® 2000 (Malvern Instrument Ltd., Worcestershire, Royaume-Unis) équipé d'un système d'échantillonnage par voie humide (Hydro 2000) et piloté à l'aide du logiciel *Malvern Mastersizer 5,54*. Le domaine de taille mesurable est compris entre 0,02 µm et 2 000 µm. La procédure de mesure consistait tout d'abord en une mesure du bruit de fond du liquide dispersant, à 5 mesures d'un échantillon contenu dans un intervalle d'obscuration compris entre 5 et 15% sous une agitation de 7 500 tpm et au calcul de la moyenne des résultats obtenus pour les 5 mesures. Pour chaque échantillon, trois séries de cinq mesures ont été effectuées sur trois échantillons indépendants. La moyenne et l'écart-type pour chaque échantillon ont été ensuite calculés. La distribution de taille a été déterminée après dispersion des poudres (témozolomide ou formulations de poudre sèche pour inhalation) ou dilution des suspensions (suspensions pour inhalation ou suspensions en vue d'élaborer les poudres sèches) dans un milieu approprié saturé en témozolomide, de manière à éviter une éventuelle solubilisation des particules lors de la mesure de taille. Ainsi, selon le type d'échantillon (poudre ou suspension) et de la nature des excipients (hydrophobe ou hydrophile), l'isopropanol ou le tampon phosphate pH 5,0, saturés en témozolomide, ont été utilisés comme milieu de dispersion.

Les valeurs d'indice de réfraction et d'indice d'absorption pour les particules dispersées étaient de 1,450 et 1,5, respectivement avec comme indice de réfraction du milieu dispersant de 1,330 pour la solution tampon pH 5,0 saturée en témozolomide et de 1,390 pour l'isopropanol saturé en témozolomide.

> **Appareillage Spraytec®**

La distribution de taille des gouttelettes générées à l'aide du dispositif endotrachéal pour les formulations liquides (section V.1.) a été évaluée à l'aide de l'appareillage Spraytec® (Malvern Instrument Ltd., Worcestershire, Royaume-Unis) relié au logiciel *RTsizer 5,41* (Malvern Instrument Ltd., Worcestershire, Royaume-Unis).

L'appareil Spraytec®, de par sa haute fréquence d'acquisition des données (10 kHz), permet de déterminer la distribution de taille des gouttelettes d'un spray. Le spray était généré dans une position bien déterminée par rapport à la cellule de mesure comme représenté dans la **Figure 3.**

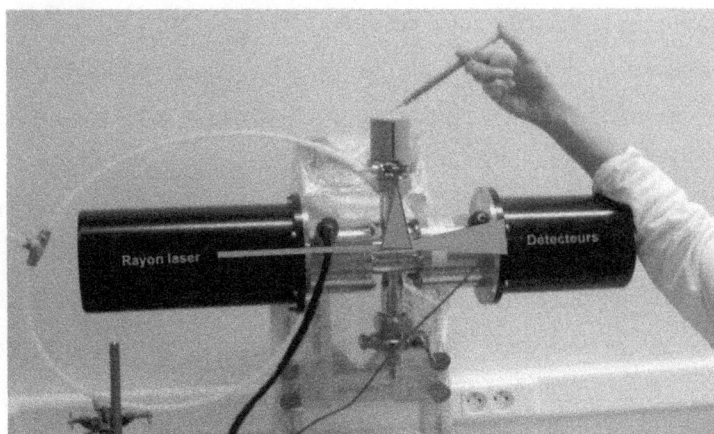

Figure 3 : *Photographie du Spraytec® dans sa configuration permettant de déterminer la distribution de la taille des gouttelettes générées par le dispositif endotrachéal pour les formulations liquides. La localisation de l'aérosol généré par le dispositif dans la cellule de mesure est représentée sur la photographie.*

b. Techniques de microscopie

➤ Microscopie optique

La forme et l'état d'agrégation des particules de témozolomide dans la suspension pour inhalation (décrite à la section II.3.c.) ont été visualisés à l'aide d'un microscope optique Olympus BX60 (Olympus Optical CO., Tokyo, Japon) couplé à une caméra digitale TK-C1381 (JVC, Yokohama, Japon). Les images ont été acquises par le logiciel *analySIS 5,0* (Olympus Optical CO., Tokyo, Japon).

La microscopie optique est généralement applicable pour des objets de taille supérieure ou égale à 1 µm. Cette technique est basée sur un système de lentille permettant d'agrandir l'objet visualisé. En effet, l'objet à visualiser est placé devant un ensemble de lentilles constituant l'objectif qui permet d'agrandir l'image. Ensuite, un ensemble de lentilles qui constitue l'oculaire permet de visualiser l'image. Le grossissement obtenu est le produit du grossissement de l'objectif (dans notre cas : 5, 10, 20, 50 ou 100×) et du grossissement de l'oculaire (10×).

➤ Microscopie électronique à balayage

L'analyse de la morphologie des poudres sèches pour inhalation (section II.3.d.) a été effectuée par un microscope électronique à balayage Philips ESEM XL30 FEG (FEI, Eindhoven, Pays-Bas) après avoir rendu les échantillons conducteurs en les recouvrant d'or pendant 90 secondes à 35 mA sous une pression de 5×10^{-2} mbar sous argon.

La microscopie électronique à balayage utilise les électrons à la place de la lumière pour visualiser les objets. Un faisceau d'électrons est produit en appliquant un haut potentiel à un filament métallique, généralement une boucle de tungstène, qui fonctionne comme une cathode. Une anode est placée juste en dessous de la cathode afin d'exercer de puissantes forces d'attraction, ce qui va permettre d'accélérer les électrons produits. Ensuite, le faisceau d'électrons ainsi généré va être condensé à l'aide d'une lentille électromagnétique puis dirigé sur l'échantillon à analyser. Une fois que le faisceau a percuté l'échantillon, des électrons secondaires de faible énergie vont être produits. Ces derniers seront recueillis, convertis et amplifiés en potentiel électrique. L'image visualisée consiste en un ensemble de points de différentes intensités dépendantes de la topographie de l'échantillon [Pharmacopée européenne 7ème édition, 2011].

Pour être visualisé par microscopie électronique à balayage, l'échantillon doit être conducteur. La plupart des substances organiques sont non-conductrices. Pour ce faire, une fine couche de métal tel que de l'or ou du platine doit être déposée sur l'échantillon pour permettre sa visualisation [Pharmacopée européenne 7ème édition, 2011].

a.   Diffraction des rayons X sur poudre

La diffraction des rayons X a été utilisée pour caractériser les propriétés cristallines du témozolomide dans la poudre brute (section I.) et dans les poudres sèches pour inhalation (section II.3.d.). Cette analyse a été réalisée à l'aide d'un diffractomètre Siemens D5000 (Siemens, Munich, Allemagne) avec un rayonnement CuKα1 monochromatique (WL1=1,5406 Angstrom; WL2=1,54439 Angstrom). Une procédure standard a été effectuée utilisant un courant de 40 mA et un taux de balayage de 0,02°/min sur une étendue de 2 à 70° (2θ).

Les diffractomètres sur poudre comprennent une source de rayons X, des éléments optiques agissant sur le faisceau incident, un goniomètre, des éléments optiques agissant sur le faisceau diffracté, un détecteur et un ordinateur accompagné d'un logiciel [Pharmacopée européenne 7ème édition, 2011].

Les rayons X sont des rayons du champ électromagnétique situés entre les rayons ultra-violets et gammas (avec des longueurs d'ondes λ s'étendant de 0,01 à 100 Angstrom). La diffraction des rayons X résulte de la taille des longueurs d'ondes des rayons X qui est du même ordre de grandeur que la distance interatomique d'une structure cristalline. Étant donné que la structure cristalline est bien organisée, la diffraction des rayons se fera sur les mêmes angles, ce qui va intensifier les signaux du faisceau diffracté [Suryanarayanan et Rastogi, 2002]. La loi de Bragg exprime la condition permettant d'observer la diffraction par un réseau cristallin d'un rayonnement monochromatique et parallèle. Ainsi, pour un type de plan donné, la diffraction du rayonnement n'aura lieu qu'à un certain angle θ, déterminé par la longueur d'onde λ du rayonnement incident et par la distance d entre les plans réticulaires parallèles du cristal ; n étant l'ordre de la réflexion (nombre entier, généralement égale à 1) [Pharmacopée européenne 7ème édition, 2011].

$$n \times \lambda = 2 \times d \times \sin \theta \qquad (7)$$

Le diffractogramme résulte de l'ensemble des pics de diffraction collectés aux différents angles. Si l'échantillon est amorphe, aucun pic de diffraction ne sera observé.

b.   Calorimétrie différentielle à balayage

Les propriétés thermiques de la poudre brute de témozolomide (décrite à la section I.) et des poudres sèches pour inhalation (décrites à la section II.3.d.) ont été déterminées à l'aide d'un calorimètre différentiel à balayage Q2000 (TA Instruments, Zellik, Belgique) couplé à un système de refroidissement (TA Instruments, Zellik, Belgique) et relié à un logiciel *Universal Analysis 2000 4,4A* (TA Instruments, Zellik, Belgique). La quantité de substance analysée était de 2 ± 1 mg qui était placée dans des cupules en aluminium de type Tzero. La procédure de chauffage consistait en une vitesse de chauffage de 5°C/min de 0°C à 230°C en utilisant l'azote comme gaz inerte.

L'analyse calorimétrique différentielle à balayage consiste à mesurer le flux de chaleur émis (dû à des phénomènes exothermiques) ou absorbé (dû à des phénomènes endothermiques) par l'échantillon analysé comparativement à la cellule de référence en fonction de la température. Pour ce faire, une vitesse de chauffage ou de refroidissement constante est appliquée au niveau du four contenant la référence et l'échantillon. La différence de température entre l'échantillon et la cellule de référence permet de mesurer le flux de chaleur émis ou absorbé par l'échantillon. Les mesures fournissent des informations qualitatives et quantitatives sur les changements physiques et chimiques de l'échantillon étudié [Pharmacopée européenne 7ème édition, 2011].

Le calorimètre différentiel à balayage est constitué d'un four contenant une cellule comportant un porte-échantillon pour la cupule de référence et la cupule contenant l'échantillon, d'un dispositif de programmation de température, d'un ou de plusieurs détecteurs thermiques et d'un système d'enregistrement des données. Les mesures se font sous une atmosphère contrôlée d'azote [Pharmacopée européenne 7ème édition, 2011].

c. Analyse thermogravimétrique

L'analyse thermogravimétrique consiste à enregistrer la masse d'un échantillon en fonction de la température suivant un programme de température contrôlé [Pharmacopée européenne 7ème édition, 2011].

Le pourcentage d'eau résiduelle dans la poudre brute de témozolomide (section I.) et dans les poudres sèches pour inhalation (section II.3.d.) a été déterminé par analyse thermogravimétrique à l'aide d'un appareillage Q500 (TA Instruments, Zellik, Belgique) relié au logiciel *Universal Analysis 2000 4,4A* (TA Instruments, Zellik, Belgique). Les échantillons ont été analysés en triplicat, la moyenne et l'écart-type ont été déterminés pour chacun d'eux. La procédure d'analyse consistait à chauffer l'échantillon de 25°C à 300°C à une vitesse de 10°C/min. Nous avons utilisé une procédure d'analyse à haute résolution, permettant le contrôle de la vitesse de chauffage en fonction de la perte de poids mesurée, dans le but de différentier l'eau résiduelle de l'eau liée chimiquement. Le pourcentage d'eau résiduelle de l'échantillon est déterminé par le pourcentage de perte de poids obtenu entre 25°C et 125°C.

L'appareillage est constitué d'un dispositif permettant de chauffer et de refroidir l'échantillon suivant un programme de variation de température déterminé, d'un porte-échantillon sous atmosphère contrôlée d'azote, d'une électrobalance et d'un ordinateur relié à un logiciel [Pharmacopée européenne 7ème édition, 2011].

3. Détermination *in vitro* de la déposition pulmonaire

a. Dispositif d'inhalation

Le système DPI utilisé lors de notre travail était le dispositif Axahaler® (SMB, Bruxelles, Belgique) décrit dans l'introduction à la section IV.4.

b. Détermination du débit d'air

Le débit d'air employé durant la détermination *in vitro* de la déposition pulmonaire est évalué par le test d'uniformité de la dose délivrée de la pharmacopée européenne qui exige que le débit du flux d'air provoque une diminution de pression à travers le dispositif de 4 kPa. Le débit mesuré à l'aide d'un débitmètre DFM3 (Copley Scientific, Nottingham, Royaume-Unis) était de 100 l/min pour le dispositif Axahaler®.

c. Impacteurs

La pharmacopée européenne décrit quatre impacteurs différents que sont les appareils A (impacteur à cascade en verre), C (impacteur à cascade multi-étages), D (impacteur à cascade andersen) et E (impacteur de nouvelle génération). L'impacteur à cascade multi-étages (MsLI) (Copley Scientific, Nottingham, Royaume-Unis) a été utilisé pour déterminer les propriétés aérodynamiques des poudres sèches pour inhalation (décrites à la section II.3.d.). L'appareillage MsLI est constitué de 4 étages de dépôt numérotés de 1 (pré-séparation) à 4 et d'un étage de filtration intégré (étage 5). Une tuyère d'admission simulant la gorge est placée au dessus de l'étage 1. Un adaptateur permettant de relier l'embout buccal du dispositif d'inhalation à la tuyère d'admission est utilisé pour aligner le dispositif dans l'axe horizontal de la tuyère d'admission. Une pompe composée d'un régulateur de débit et d'une minuterie est reliée à la sortie de l'impacteur afin de générer le débit d'air pendant un temps déterminé. Les diamètres aérodynamiques seuils pour l'étage 2 à 3, 3 à 4 et 4 à 5, au débit d'air utilisé de 100 l/min, étaient respectivement de 5,27 ; 2,40 et 1,32 µm.

d. Détermination des propriétés aérodynamiques

La dose de particules fines (FPD) et la distribution de taille aérodynamique caractérisée par le diamètre aérodynamique médian massique (MMAD) ont été déterminées suivant la monographie de la pharmacopée européenne qui décrit la détermination aérodynamique des particules fines à partir de poudres sèches pour inhalation générées à l'aide d'un système DPI [Pharmacopée européenne 7ème édition, 2011]. La procédure consistait à remplir une gélule d'hypromellose N°3 (Capsugel®, Colmar, France) par environ 20,0 mg de poudre sèche pour inhalation.

Ensuite la gélule est insérée dans le dispositif d'inhalation où elle sera percée. Une pompe reliée au montage est actionnée pour faire passer le flux d'air à travers l'impacteur MsLI pendant un temps correspondant au passage d'un volume de 4 litres d'air à travers l'embout buccal du dispositif, c'est-à-dire 2,4 secondes au débit d'air de 100 l/min. Ensuite, à l'aide d'une méthode de dosage appropriée (décrite à la section III.1.) la quantité de témozolomide recueillie aux différents niveaux du montage, c'est-à-dire le dispositif, la tuyère d'admission (simulant la gorge), les quatre étages de l'impacteur et le filtre, est déterminée. Le solvant utilisé pour dissoudre le témozolomide était de l'eau désionisée contenant 0,5% d'acide acétique (v/v). La quantité totale de témozolomide recueillie à travers tout le montage était dans l'intervalle de 75 à 125% de la teneur moyenne en témozolomide des poudres sèches.

Trois essais ont été effectués par formulation de poudre sèche pour inhalation à température et à humidité ambiante. La moyenne et l'écart-type ont été déterminés pour chacune des formulations.

La dose FPD est la quantité de témozolomide contenue dans les particules de poudre sèche dont le diamètre d_{ae} est inférieur à 5 µm. Cette dose FPD est déterminé par intrapolation à 5 µm de la droite reliant la quantité cumulée en fonction des diamètres seuils des étages respectifs. La fraction de particules fines (FPF) est l'expression du pourcentage de la dose FPD en fonction de la dose nominale, c'est-à-dire la dose insérée dans la gélule évaluée.

4. Détermination *in vitro* du profil de dissolution du témozolomide à partir des poudres sèches pour inhalation

Un appareil de dissolution adapté aux poudres sèches pour inhalation a été utilisé pour déterminer *in vitro* le profil de dissolution du témozolomide à partir des formulations F1, F2, F3 et F4 (décrites à la section II.3.d.). Le dispositif permettant de recueillir les particules de taille aérodynamique appropriée est constitué d'un plateau en inox (Copley Scientific, Nottingham, Royaume-Unis) s'emboîtant dans une cupule (Copley Scientific, Nottingham, Royaume-Unis) de l'impacteur de nouvelle génération (NGI). Ensuite ce plateau en est extrait et une membrane de polycarbonate (0,1 µm de diamètre de pores) (Millipore, Bruxelles, Belgique) est placée au-dessus de la poudre. Par la suite, la membrane est cerclée au plateau à l'aide d'un anneau de serrage (Copley Scientific, Nottingham, Royaume-Unis). L'ensemble est ensuite déposé au fond d'une cellule de dissolution.

a. Sélection des particules suivant leur diamètre aérodynamique

Un impacteur de type NGI (Copley Scientific, Nottingham, Royaume-Unis), relié au niveau de l'extrémité de la tuyère d'admission au dispositif d'inhalation Axahaler® a été utilisé avec un flux d'air de 60 l/min pendant 4 sec pour impacter une quantité de poudre équivalent à 5 mg de témozolomide à l'étage 3. Les particules à cet étage présentent un diamètre d_{ae} compris entre 2,82 et 4,46 µm. Nous avons choisi les particules s'impactant à l'étage 3 car c'est l'étage à partir duquel les particules ont un diamètre d_{ae} inférieur à 5 µm et pour lequel le taux de déposition était le plus important.

b. Milieu de dissolution

Le milieu de dissolution utilisé est un mélange simulant le fluide pulmonaire décrit par Sdraulig et coll. [2008], dont la composition est détaillée dans la **Table 8**. L'acidité du milieu a été ajustée à un pH de 5,0 à l'aide d'acide chlorhydrique pour garantir la stabilité du témozolomide qui s'hydrolyse à pH neutre à alcalin sachant que la solubilité de ce dernier est indépendante du pH (pour des valeurs de pH inférieurs aux pH provoquant son hydrolyse). La formulation F1 a été testée avec ou sans 0,02 % de dipalmitoyl phosphatiylcholine rajouté au milieu sous forme de liposomes tel que décrit par Son et McConville (2009) pour simuler la présence de phospholipides dans le liquide pulmonaire.

Table 8 : *Composition du liquide simulant le fluide pulmonaire [Sdraulig et coll., 2008]*

Produits Chimiques	Formule	Concentration (g/L) dans l'eau
Chlorure de Magnésium	$MgCl_2.6H_2O$	0,203
Chlorure de Sodium	$NaCl$	6,019
Chlorure de Potassium	KCl	0,298
Hydrogénophosphate de Sodium	$Na_2HPO_4.12H_2O$	0,358
Sulfate de Sodium	Na_2SO_4	0,071
Chlorure de Calcium	$CaCl_2.2H_2O$	0,368
Acétate de Sodium	$CH_3COONa.3H_2O$	0,953
Bicarbonate de Sodium	$NaHCO_3$	2,604
Citrate de Sodium	$Na_3H_5C_6O_7.2H_2O$	0,097
Eau désionisée	H_2O	q.s. ad. 1 L
Acide chlorhydrique 0,1 N	HCl	ajusté à pH 7,4

c. Conditions du test de dissolution

L'appareil de dissolution utilisé était l'appareil de type II (à palettes), décrit par la pharmacopée européenne, de marque Erweka DT6 (Heusenstamm, Allemagne).

Les conditions du test de dissolution étaient les suivantes :

➢ une rotation des palettes à une vitesse de 75 tpm,
➢ une distance de 25 mm entre le bas de la palette et le fond du récipient de dissolution,
➢ un volume de milieu de dissolution de 300 ml,
➢ une température de 37,0 ± 0,2°C.

Le test de dissolution a été effectué en triplicat pour chacune des poudres sèches pour inhalation. Le pourcentage dissous a été déterminé, à des intervalles de temps bien définis sur une durée de 180 minutes, par la méthode de dosage du témozolomide décrite à la section III.1. La concentration déterminée à 180 minutes a été considérée comme le 100% de témozolomide dissous.

d. Analyses statistiques

Le facteur de similitude f_2 permet de quantifier le degré de similitude entre deux profils de dissolution pour autant qu'ils aient été réalisés dans les mêmes conditions. Les valeurs de f_2 sont situées entre 0 et 100. Plus le facteur f_2 est élevé, plus les profils de dissolution sont statistiquement similaires avec une limite d'acceptation fixée à 50 [Shah et coll., 1998]. Dans notre travail, l'ensemble des temps de prélèvement ont été pris en compte lors de la détermination du facteur de similitude f_2.

IV. Détermination de l'efficacité anticancéreuse *in vitro*
1. Modèles *in vitro* et cultures cellulaires

Les lignées cellulaires de mélanome murin B16F10, de cancer NSCLC humain A549 et de glioblastome humain T98G proviennent de l'*American Type Culture Collection* (ATTC, Rockville, États-Unis). Leur origine respective et le code ATCC correspondant à chaque lignée sont repris dans la **Table 9**.

Elles ont été cultivées dans des boîtes de culture Nunc® (VWR, Leuven, Belgium) dans un incubateur à 37°C, sous une atmosphère contenant 5% de CO_2 et saturée en humidité (Binder, VWR International, Louvain, Belgique). Le milieu de culture était le milieu « *Roswell Park Memorial Institute* » (RPMI) qui a été enrichi avec 10% de sérum de veau fœtal inactivé et complémenté par 0,6 mg/ml de L-glutamine, 200 UI/ml de pénicilline, 200 UI/ml de streptomycine et 0,1 mg/ml de gentamycine. Toutes les lignées sont de type adhérent et sont cultivables en monocouche.

Lors du passage des lignées cellulaires, de l'ensemencement des cellules pour le test colorimétrique MTT (section IV.2.) et de l'élaboration de la suspension de cellules pour la greffe de pseudo-métastases pulmonaires (section VI.3.), le milieu est enlevé, les cellules sont rincées rapidement à la trypsine (0,05%, EDTA) puis incubées dans 1 à 2 ml de trypsine (0,05%, EDTA) pendant 2 à 5 minutes à 37°C. Ensuite la trypsine est inactivée par le sérum du milieu de culture qui y est ajouté et elles sont ensuite repiquées à des taux variables dépendant de la lignée considérée.

La concentration cellulaire a été déterminée à l'aide d'un appareillage Coulter Z2 (Analis, Gand, Belgique). Le milieu RPMI, le sérum fœtal, les compléments ainsi que la trypsine (0,05%, EDTA) utilisés proviennaient tous de la firme GibcoBRL (Merelbeke, Belgique).

Table 9: *Description des lignées cellulaires cancéreuses*

Désignation	Code ATTC	Espèce	Pathologie/organe	Type cellulaire
A549	CCL-185	Homo Sapiens	Carcinome/poumon	Adhérent
B16F10	CRL-6475	Mus Musculus	Mélanome/peau	Adhérent
T98G	CRL-1690	Homo Sapiens	Glioblastome multiforme/cerveau	Adhérent

2. Détermination de l'inhibition de la croissance cellulaire : l'essai colorimétrique MTT

Le test colorimétrique MTT permet d'évaluer *in vitro* la croissance globale d'une lignée cellulaire en évaluant le nombre de cellules vivantes capables de transformer le 3-(4,5-diméthylthiazol-2-yl)-2,5-diphényl tétrazolium bromide (MTT, Sigma, Bornem, Belgium) en cristaux violets de formazan par une enzyme mitochondriale, la succinate déshydrogénase. Les cristaux de formazan formés sont par la suite solubilisés par du diméthylsulfoxide. L'intensité de la solution colorée sera détectée par spectrophotométrie à une longueur d'onde λ de 570 nm et sera proportionnelle au nombre de cellules vivantes.

Les cellules sont ensemencées au jour J0 sur des plaques à 96 puits stériles (Nunclon TM surface, Nunc, Danemark) à une concentration variant de 5 000 à 10 000 cellules par ml de milieu pour les lignées A549, B16F10 et T98G, suivant que le temps d'incubation des cellules cancéreuses en présence des produits est de 6 ou de 3 jours (respectivement). Ensuite, au jour J1 la solution pour la voie iv et la suspension pour inhalation (décrites, respectivement à la section II.3.b. et II.3.c.) sont testées à des concentrations allant de 5.10^{-7} à 1.10^{-3} M. Une population cellulaire contrôle et une population cellulaire traitée par le véhicule de chaque formulation de concentration 1.10^{-3} M sont également analysées. Chaque condition expérimentale est testée en sextaplicat sur la plaque de 96 puits. Après 3 ou 6 jours d'exposition, le milieu est remplacé par du milieu RPMI non coloré contenant 0,5 mg/ml de produit MTT dissous. Au bout de 3 h d'incubation, les plaques de 96 puits sont centrifugées, le surnageant épongé et les cristaux de formazan formés dissous par du diméthylsulfoxide. Ensuite les plaques de 96 puits sont agitées à l'aide d'une plaque agitante Edmund Bühler (Hechingen, Allemagne) et sont lues à une longueur d'onde de 570 nm à l'aide d'un lecteur de plaque Biorad 680XR (Nazareth Eke, Belgique) relié au logiciel *Microplate Manager 5.2.1.* (Nazareth Eke, Belgique).

V. Méthodes d'administration pulmonaire chez la souris

1. Dispositifs et procédure d'administration

Le dispositif utilisé pour administrer une formulation liquide dans les poumons d'une souris était constitué d'un embout endotrachéal Microsprayer® IA-1C (Penncentury, Philadelphia, États-Unis) relié à une seringue à haute pression FMJ-250 (Penncentury, Philadelphia, États-Unis). L'embout est adapté à la morphologie de la souris et la seringue à haute pression permet de générer un aérosol à partir des formulations liquides. Des crans de 25 ou de 50 µl permettent d'administrer ces volumes dans les poumons.

La procédure d'administration *in vivo* consiste à anesthésier la souris par une injection intrapéritonéale de 112 mg/kg de poids corporel de kétamine (Ketamine 1000, Ceva, Libourne, France) et de 1,5 mg/kg de poids corporel de xylazine (Proxylaz, Prodivet pharmaceuticals, Eynatten, Belgique). Le support est ajusté à un angle de 45-60°. Le réflexe de redressement permet de vérifier si l'animal est bien endormi. Ensuite le corps de la souris est étendu sur le support avec un fil passant sous les dents supérieures afin de maintenir l'animal en place sur le support. Pour améliorer l'immobilité de la souris, un élastique peut être ajouté au niveau du ventre de l'animal. Le manipulateur est positionné derrière la souris de manière opposée à la source lumineuse. La bouche est ouverte en utilisant une spatule. La langue est saisie par une pince non tranchante et est déplacée vers la gauche afin de bien visualiser la trachée qui est de couleur blanche sous la lumière en contraste avec la couleur orangée de la sphère oropharyngée. Quand la bouche est bien dégagée et ouverte, l'embout endotrachéal est amené de la bouche jusqu'à la première bifurcation de la trachée (carina). L'embout est retiré sur quelques millimètres du carina et la formulation est pulvérisée ou insufflée dans les poumons. L'embout est laissé quelques secondes avant d'être retiré de la trachée. La souris est ensuite retirée du support et déposée sur son dos. Sa température corporelle est maintenue par un coussin chauffant (température $37 \pm 2°C$) jusqu'à son réveil.

2. Détermination de la dose délivrée par le dispositif

L'uniformité de la dose de témozolomide délivrée par le dispositif d'administration pulmonaire chez la souris pour les formulations liquides (section V.1.) a été évaluée avec la suspension pour inhalation (décrite à la section II.3.c.) à plusieurs concentrations en témozolomide : 0,2 ; 0,4 ; 0,8 ; 1,6 ; 3,2 et 4,8% (m/v).

Les mesures ont été effectuées pour chaque concentration des suspensions avec un volume d'administration de 50 µl pour le dispositif endotrachéal pour les formulations liquides. L'aérosol était directement généré dans des fioles hermétiquement fermées contenant 950 µl de phase mobile après que le septum soit percé par l'embout du dispositif. Par la suite, des dilutions ont été effectuées pour être dans le domaine de linéarité de la méthode de dosage (section III.1.). La moyenne, l'écart-type et le coefficient de variation ont été calculés pour chaque concentration/dose en témozolomide.

3. **Détermination de la distribution de taille des gouttelettes générées par le dispositif endotrachéal pour les formulations liquides**

Les distributions de taille des gouttelettes générées par le dispositif endotrachéal utilisé pour les formulations liquides ont été déterminées à l'aide d'un appareil de diffraction laser, l'appareillage Spraytec® décrit à la section III.2.a. Chaque distribution de taille était caractérisée par les diamètres d (v ; 0,1), d (v ; 0,5) et d (v ; 0.9). Les concentrations testées contenaient 0 ; 0,2 ; 0,4 ; 0,8 ; 1,6 ; 3,2 et 4,8% de témozolomide (m/v) ou 0,2% de microparticules de 1 µm (Particle size standards, Duke Scientific Corporation, CA, États-Unis). Le volume d'administration était de 50 µl. Les mesures étaient effectuées à température ambiante. La moyenne et l'écart-type étaient déterminés pour chaque concentration (n = 15).

Les comparaisons statistiques de plus de trois groupes indépendants ont été effectuées par le test de Kruskal-Wallis (test non-paramétrique d'analyse de variance). Quand l'analyse de variance était significative, des tests complémentaires (Dunn procédure) étaient effectués pour éviter les effets de comparaison multiples quand on compare les groupes par deux. Toutes les analyses statistiques ont été effectuées par le logiciel *Statistica* (Statsoft, Tulsa, États-Unis).

4. **Distribution des gouttelettes dans les poumons de souris par analyse d'images histologiques**

   a. **Administration, prélèvement des poumons et coupes histologiques**

Un volume de 50 µl d'une suspension aqueuse à 0,2% (m/v) de microparticules fluorescentes (longueurs d'onde λ maximales d'excitation et d'émission de 505 et de 515 nm, respectivement), d'une granulométrie moyenne de 1 µm (FluoSpheres, InvitrogenMolecular Probes, Oregon, États-Unis) a été administré dans les poumons de trois souris saines par le dispositif endotrachéal pour les formulations liquides et suivant la procédure d'administration *in vivo* décrite à la section V.1.

Les souris ont été sacrifiées par dislocation cervicale 15 minutes après l'administration. Ensuite les poumons des souris ont été prélevés. Chaque lobe, c'est-à-dire le lobe supérieur, moyen et inférieur droit, ainsi que le lobe supérieur et inférieur gauche coupés dans le sens de la longueur, ont été placés dans un gel sur une rondelle de liège et ont été congelés dans de l'azote liquide. Pour chaque lobe, 5 coupes à congélation de 7 μm d'épaisseur ont été effectuées à l'aide d'un Microtome (Mikron Instruments, États-Unis) et ont été mises sur lames histologiques.

b.   Acquisition des images sous microscope à fluorescence

La visualisation des particules fluorescentes après déposition a été effectuée à l'aide d'un microscope fluorescent IX81 (Olympus Optical Co., Tokyo, Japon) équipé d'une caméra digitale F-view (Olumpus Optical Co., Tokyo, Japon) et relié au logiciel *cell M 8.0*. Le microscope était réglé à un grossissement 200×, 5 champs par lame ont été sélectionnés de manière aléatoire sous le filtre « *di aminido phenyl indol* » (DAPI) où seul le tissu pulmonaire était visible (**Figure 4A**).

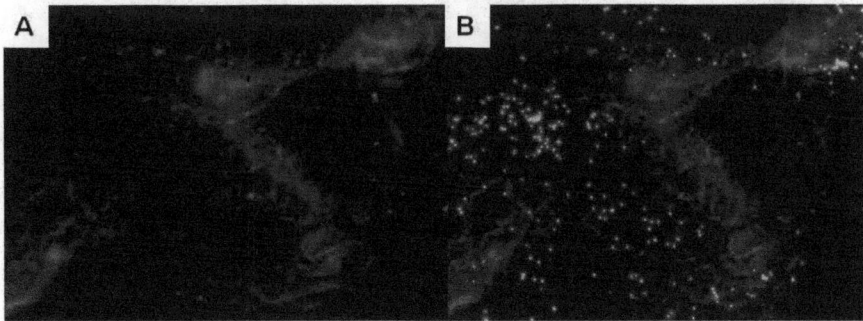

Figure 4 : *(A) photographie en microscopie à fluorescence du champ observé sous filtre DAPI (B) photographie de la superposition du champ observé sous filtre DAPI et sous filtre FITC*

Le champ était par la suite photographié sous un filtre « *fluorescein isothiocyanate* » (FITC) pour détecter les microsphères fluorescentes et sous un filtre DAPI pour détecter le tissu pulmonaire (**Figure 4B**). L'acquisition des images a été accomplie par le logiciel *cell M 8.0* (Olympus Optical Co., Tokyo, Japon) par lequel les images sous filtre FITC et DAPI ont été superposées (**Figure 4B**).

c. **Logiciel d'analyse d'images histologiques**

Un logiciel permettant une analyse quantitative d'images histologiques a été développé pour permettre le comptage des microsphères fluorescentes dans chaque champ photographié. Premièrement, le canal vert a été acquis comme une image de niveau de gris de 8-bit (c'est-à-dire s'échelonnant de 0 à 255 niveaux de gris différents) (**Figure 5A**). L'image binaire a été obtenue en fixant le seuil de gris à 30 (**Figure 5B**).

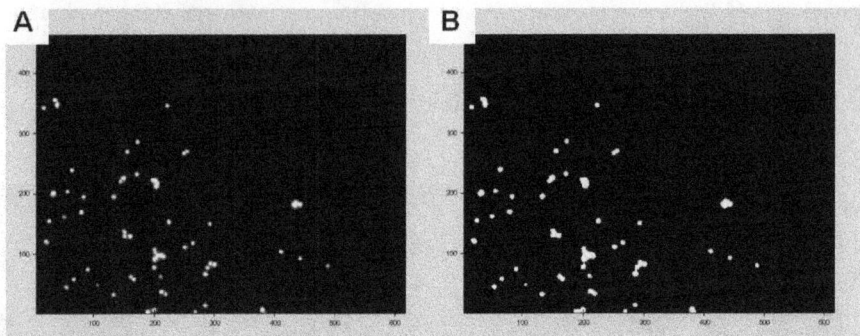

Figure 5 : *Visualisation des particules observées par microscopie à fluorescence après numérisation et transformation. (A) Image d'un champ observé en niveau de gris. (B) Image en couleur binaire après application d'un seuil de 30*

Pour permettre le comptage des microsphères, les composants correspondant aux microsphères étaient séparés du reste de l'image binaire par des techniques de segmentation/érosion de l'image numérisée. Les microsphères apparaissaient ainsi soit comme des points uniques soit comme un ensemble de points. Pour calculer le nombre de points sur chaque champ, la surface canonique a été calculée en prenant une série d'images présentant une large majorité de points séparés et en calculant le mode de la distribution de surface à travers toutes les images. Pour calculer le nombre de microsphères, chaque surface correspondant aux microsphères a été divisée par la surface canonique et le résultat obtenu a été arrondi (le résultat n'était jamais arrondi à 0 puisque que chaque objet détecté correspondait à minimum une microsphère).

Certaines images étaient affectées par le bruit de fond et nécessitaient une transformation supplémentaire. Un seuil de gris plus important était alors appliqué pour générer l'image binaire. En effet, dans les situations de faible luminosité, la caméra adaptait automatiquement le temps d'acquisition ce qui introduisait un bruit de fond uniforme sur toute l'image. Le bruit de fond était détecté automatiquement en appliquant un filtre minimum à l'image en niveau de gris et était soustrait du résultat obtenu de l'image originale [Dougherty et Lotufo, 2003]. La somme des valeurs de pixels de cette soustraction nous fournissait un indice de bruit qui a permis de détecter les images à traiter. Le traitement consistait à appliquer un filtre minimum avec un rayon de 6 pixels et ensuite d'augmenter le seuil à une valeur de 130 au lieu de 30 pour obtenir l'image binaire. Le logiciel d'analyse d'image a été développé par le Laboratoire de Synthèse et d'Analyse d'Image (LISA) de la Faculté des Sciences Appliquées de l'Université Libre de Bruxelles (Belgique).

VI. Détermination de la toxicité et de l'efficacité antitumorale *in vivo*

1. Les animaux de laboratoire

Toutes les expériences effectuées sur des animaux (section V.4., VI.2., VI.3., VI.4.) utilisent des souris femelles B6D2F1 de poids variant entre 18 et 22 g (Charles River, Arbresle, France) et ont été réalisées à l'animalerie de la Faculté de Pharmacie de l'Université Libre de Bruxelles (Belgique) conformément à l'agrément n° LA1230355 accordé par la Commission d'Éthique du Bien-Être Animal de la Faculté de Médecine au service de Physiologie et de Pharmacologie de la Faculté de Pharmacie de l'Université Libre de Bruxelles (Belgique). Les souris étaient nourries et avaient accès à de l'eau *ad libitum*. Elles étaient maintenues dans des cycles jour/nuit de 12h.

Les manipulations se sont déroulées sous un poste de sécurité cytotoxique (PPS, ADS Laminaire, Paris, France).

2.   Détermination de la dose maximale tolérée inhalée

La dose maximale tolérée (DMT) d'une substance active est définie comme la dose maximale qui peut être administrée en aigu (c'est-à-dire en une dose unique) à des animaux sains (c'est-à-dire non porteurs de tumeurs). La dose DMT est définie comme la dose causant la mort d'au moins une souris dans un groupe de trois souris suite à l'administration (quelque soit le mode d'administration) d'un produit donné. La survie et le poids de chacune des souris ont été surveillés pendant une période de 28 jours après l'injection. Les doses de 5, 10, 20, 40, 80, 120 et 160 mg de témozolomide par kg de poids corporel ont été évaluées par groupe de 3 souris pour déterminer cette dose DMT. Le dispositif d'inhalation endotrachéal a été utilisé avec un volume d'administration de 50 µl. Les concentrations de la suspension pour inhalation pour des souris de 20 g étaient de 0,2 ; 0,4 ; 0,8 ; 1,6 ; 3,2 et 4,8 % de témozolomide (m/v) pour les doses allant de 5 à 120 mg de témozolomide par kg de poids corporel. La dose de 160 mg de témozolomide par kg de poids corporel a été administrée par un volume de 100 µl avec la concentration de 3,2 % de témozolomide pour éviter de boucher l'embout du dispositif. Une substance anticancéreuse est considérée comme peu toxique quand l'indice DMT est supérieur à 160 mg/kg.

3. Le modèle de pseudo-métastases pulmonaires

Le modèle de pseudo-métastases pulmonaires a été obtenu en injectant une suspension de $2,5\times10^5$ cellules de mélanome murin B16F10 par la voie iv (c'est-à-dire dans la veine latérale de la queue) à l'aide d'un volume de 200 µl. Toutes les souris ont été greffées avec les cellules B16F10 le même jour. Les souris ont été randomisées le 6ème jour après la greffe et les traitements ont débuté le 7ème jour après la greffe.

4. Détermination de l'activité antitumorale

Quarante mg de témozolomide par kg de poids corporel ont été administrés soit à l'aide de 200 µl de la solution iv à 4% de témozolomide (section II.3.b.) par la voie iv, soit à l'aide de 50 µl de la suspension pour inhalation à 1,6% de témozolomide (section II.3.c.) par la voie pulmonaire à l'aide du dispositif endotrachéal pour les formulations liquides (section V.1.). Les administrations ont été effectuées soit une fois par semaine (mercredi), soit trois fois par semaine (lundi, mercredi et vendredi), pendant trois semaines consécutives. Un plus grand nombre de souris a été prévu pour les groupes traités par la voie endotrachéale (17 ou 27 souris suivant que l'anesthésie se faisait une ou trois fois par semaine) par rapport à la voie iv (11 souris par groupe) afin de contrebalancer les pertes liées à une anesthésie répétée sur des animaux greffés par des tumeurs pulmonaires. Les groupes contrôles étaient constitués d'un groupe de 11 souris non traitées et d'un groupe de 27 souris traitées par le véhicule liquide à l'aide du dispositif endotrachéal trois fois par semaine pendant trois semaines consécutives. La survie des souris était vérifiée deux fois par jour (à 9 h et à 16 h). Le poids des souris était mesuré trois fois par semaine (lundi, mercredi, vendredi). Toute souris était sacrifiée (par dislocation cervicale) quand son poids corporel était inférieur à 20% du poids corporel au moment de la greffe ou si elle suffoquait. Les poumons étaient prélevés au moment de l'euthanasie pour des analyses histopathologiques ultérieures.

5. Coupes histologiques

Les poumons prélevés ont été fixés au formol tamponné à 10% (VWR International, Louvain, Belgique), déshydratés selon des protocoles histologiques conventionnels (en les immergeant dans des solutions d'alcool de plus en plus concentrées puis dans du toluol), puis en les enrobant dans des blocs de paraffine pour conservation. La mise en bloc de paraffine et les coupes histologiques colorées à l'hématoxyline-éosine ont été effectuées par le Laboratoire d'Anatomie et de Biologie Cellulaire de l'Université de Mons (Belgique).

6. Analyses statistiques

L'analyse statistique sur les courbes de survie Kaplan-Meier a été effectuée par le test de Log-Rank. Toutes les analyses statistiques ont été effectuées par le logiciel *Statistica* (Statsoft, Tulsa, États-Unis).

RÉSULTATS ET DISCUSSION

CHAPITRE I : Etudes préliminaires

I. But

Le but de cette partie préliminaire de notre travail fut tout d'abord de s'assurer que la méthode de quantification du témozolomide que nous avons développée est valide. Ensuite, une étude de pré-formulation a été entreprise pour aiguiller nos développements suivant la stabilité du témozolomide, sa solubilité en fonction du pH, de la présence d'acides aminés ou dans différents solvants organiques. La constante diélectrique du mélange de solvants permettant d'atteindre la solubilité maximale du témozolomide a été déterminée dans le but de nous aider dans le choix du ou des solvants à utiliser lors des différentes étapes de production des formulations.

II. Résultats et discussion

1. Méthode de quantification du témozolomide par HPLC couplée à une détection UV/Vis.

a. Conditions chromatographiques

Le temps de rétention du témozolomide est de $4,6 \pm 0,1$ minutes ($n = 30$).

b. Validation analytique

➢ **Linéarité**

Les trois droites d'étalonnage effectuées sur trois jours différents présentent toutes un test sur la pente et un test sur le coefficient de corrélation significativement différents de 0 ($p < 0,05$; test de Student), ce qui signifie qu'il existe bel et bien une corrélation linéaire entre les signaux observés et les quantités de témozolomide injectées. De plus, les tests de comparaison de l'ordonnée à l'origine sont tous non significativement différents de 0 ($p > 0,05$; test de Student).

Il existe bien une pente significative, c'est-à-dire une dépendance linéaire comme l'indique le facteur F calculé qui est significatif ($p < 0,05$, Loi de Fisher). Le test de validité de la droite de régression ou test du défaut d'ajustement montre que l'ajustement est considéré comme non valide comme l'indique le facteur F qui est significatif ($p < 0,05$, Loi de Fisher). Cependant, comme vu précédemment, il est à noter que dans les cas où la précision expérimentale est excellente, la répartition de la variation résiduelle en erreur et en défaut d'ajustement n'a que peu de signification.

La note de guidance du *National Commitee for Clinical Laboratory Standards* est consciente de cet état des choses et conclut que l'évaluation visuelle de la linéarité reste la meilleure technique [NCCLS, 1992]. L'évaluation visuelle de la linéarité est sans appel dans ce cas-ci (**Figure 6**). Au vu de ces résultats, nous pouvons dire que la droite d'étalonnage est comprise dans le domaine de linéarité pour les concentrations testées, c'est-à-dire de 25 µg/ml à 250 µg/ml.

Linéarité

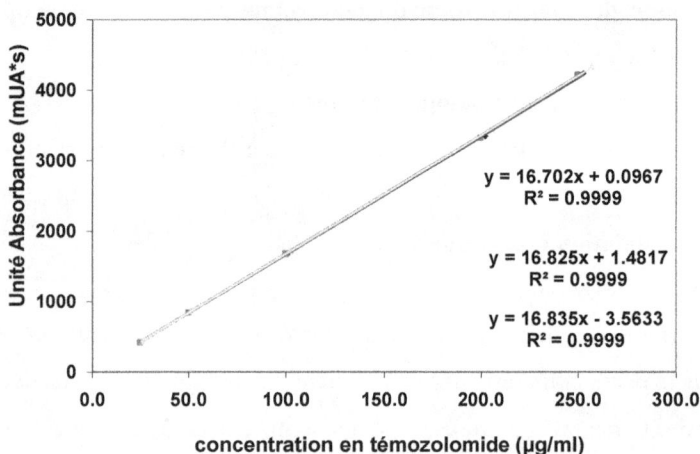

Figure 6 : Droites de régression journalière. L'absorption à une longueur d'onde λ de 390 nm (exprimé en milliunité d'absorbance*sec) est exprimée en fonction de la concentration en témozolomide (exprimé en µg/ml).

94

> **Exactitude**

L'homogénéité des variances intra-groupes a été évaluée à l'aide du test de Cochran qui avait un facteur C calculé inférieur au facteur C tabulaire, ce qui signifie que les variances ne sont pas significativement différentes les unes des autres : on considère par conséquent qu'elles sont homogènes. Puisque les variances sont homogènes, nous pouvons donc tester la validité des moyennes. Le facteur F calculé ayant une valeur de $p > 0,05$, nous pouvons considérer que les variations observées entre les différents groupes sont dues à des erreurs expérimentales. Le recouvrement moyen a été calculé et vaut 101,5% avec comme écart-type 2,0 ($n = 15$). L'intervalle de confiance du recouvrement s'étend de 100,4 à 102,6% au seuil de probabilité considéré (5%).

> **La précision ou fidélité**

L'analyse de variance à deux facteurs a permis de mettre en évidence qu'il n'y avait pas d' « effet jour » sur la précision des résultats, qu'il n'y avait pas d'interaction entre l'échantillon testé avec le jour et qu'il y avait bien un effet échantillon au seuil significatif de 5%. Cela signifie que la précision de l'analyse ne dépend pas du jour à laquelle l'analyse est réalisée et que les solutions sont restées stables durant les trois jours d'analyse, qu'il n'y a pas d'interaction entre l'échantillon testé avec le jour auquel il est analysé et que la différence de concentration est bien détectée. La précision analytique de la méthode quantitative vaut 0,44% en ce qui concerne la répétabilité et 0,74% en ce qui concerne la reproductibilité.

> **La limite de quantification**

La limite de quantification se situe à 0,0038 µg (0,378 µg/ml avec un volume d'injection de 10 µl). La précision sur la limite de quantification a un coefficient de variation de 1,5% ($n = 6$).

> **La limite de détection**

La limite de détection se situe à 0,0011 µg (0,11 µg/ml avec un volume d'injection de 10 µl).

2. **Études de pré-formulation**

a. **Évaluation de la cinétique d'hydrolyse du témozolomide en solution**

La cinétique d'hydrolyse du témozolomide en solution à différents pH et à différentes températures est reprise dans la **Table 10**.

Table 10 : Pourcentage d'hydrolyse du témozolomide au cours du temps dans des solutions tamponnées à différents pH et à différentes températures de conservation (n =1).

	Temps (heure)	% de dégradation du témozolomide		
		pH 5,0	pH 6,0	pH 7,4
Température Ambiante	0,0	0,0	0,0	0,0
	1,1	0,1	0,3	18,9
	2,2	0,2	2,2	31,7
	3,3	0,3	4,0	42,9
	4,4	0,5	5,6	50,3
	5,5	0,6	7,6	58,4
	6,6	0,8	9,4	65,2
	7,7	1,2	11,5	68,2
	8,8	1,4	12,4	73,9
	22,9	3,4	29,5	95,1
	168,0	20,3	88,0	100,0
4°C	22,9	0,0	0,8	5,9
	168,0	1,4	8,3	38,1
37°C	3,0	0,8	12,0	66,0

La cinétique d'hydrolyse du témozolomide augmente d'autant plus que la solution possède un pH élevé et que la température de conservation de la solution est élevée. Dans la perspective d'une administration pulmonaire, le pH de la préparation liquide doit être supérieur à 3,0 avec de préférence un pH pas inférieur à 5,0 [Atkins et Crowder, 2004 ; Pharmacopée européenne 7ème édition, 2011]. Dès lors, la conservation d'une solution de témozolomide doit se faire de préférence dans une solution tamponnée à pH 5,0 et à une basse température (4°C). Dans ces conditions, il n'y a pas d'hydrolyse du témozolomide au bout d'un jour et l'hydrolyse du témozolomide est de seulement 1,4% au bout de 7 jours.

b. **Évaluation de la solubilité du témozolomide**

➢ **Détermination de la constante diélectrique du mélange solvant solubilisant au maximum le témozolomide**

L'investigation de la solubilité du témozolomide dans différents solvants est une approche empirique. Cependant pour aiguiller le manipulateur, la détermination de la constante diélectrique permet d'optimiser cette approche. En effet, c'est une constante sans dimension qui permet de déterminer l'affinité d'un composé pour un mélange de co-solvants. Plus la constante diélectrique de ce mélange ou du solvant est proche de la constante diélectrique du mélange dioxane-eau permettant de solubiliser au maximum le composé, plus celui-ci devrait se dissoudre dans ce mélange.

Les résultats de la solubilité du témozolomide par rapport à la constante diélectrique du milieu est repris dans la **Table 11.** La constante diélectrique préférentielle du mélange de solvants qui permet de solubiliser au maximum le témozolomide est aux environs de 20.

Table 11 : Solubilité du témozolomide (mg/ml) dans différents mélanges de dioxane et d'eau dont la constante diélectrique est bien définie (n = 1).

Mélange dioxane-eau (v/v)	Constante diélectrique	Solubilité$_{témozolomide}$ (mg/ml)
0-100	80,4	1,8
20-80	64,8	5,1
40-60	49,1	10,2
60-40	33,5	17,3
70-30	25,7	16,6
75-25	21,8	21,0
80-20	17,8	20,9
85-15	13,9	18,6
90-10	10,0	15,5
100-0	2,2	2,5

> ➤ **Détermination de la solubilité du témozolomide dans des solutions tamponnées de différents pH et dans différents solvants organiques**

La solubilité du témozolomide dans des solutions tamponnées à différents pH et dans différents solvants organiques est reprise dans les **Tables 12** et **13,** respectivement. Comme l'indique ces résultats, la solubilité du témozolomide est indépendante du pH des solutions pour une plage de pH comprise entre 1,0 et 5,0 (**Table 12**).

Table 12 : Solubilité du témozolomide dans différentes solutions tamponnées (n=1)

pH de la solution tamponnée	Solubilité$_{témozolomide}$ (mg/ml)
1,0	3,37
2,0	3,19
3,0	3,11
4,0	2,94
5,0	3,30

En ce qui concerne l'étude de solubilité du témozolomide dans différents solvants organiques, les solvants ont été choisis de telle sorte qu'ils présentaient des constantes diélectriques et des points d'ébullition différents, tout en sélectionnant des solvants de classe 2 ou 3 tels que définis par la pharmacopée européenne, c'est-à-dire des solvants de faible potentiel toxique pour l'homme (classe 3) ou des solvants dont l'utilisation est soumise à certaines limitations (classe 2). Les résultats indiquent que les solvants possédant une constante diélectrique proche de celle déterminée par la méthode du mélange dioxane-eau pour atteindre la solubilité maximale du témozolomide n'amélioraient pas la solubilité par rapport à la solubilité obtenue en solution aqueuse (**Table 13**). Le diméthylsulfoxide donne les meilleurs résultats de solubilité. Il semblerait que la solubilité du témozolomide ne soit pas dépendante de la constante diélectrique mais plutôt du solvant avec lequel il peut établir des interactions préférentielles.

***Table 13** : Solubilité du témozolomide (n=1) dans différents solvants organiques caractérisés par leur constante diélectrique, leur point d'ébullition et leur classification dans la pharmacopée européenne 7ème édition (2011).*

Solvant	Constante diélectrique	Point d'ébullition (°C)	Classification	Solubilité$_{témozolomide}$ (mg/ml)
Dichlorométhane	9,1	40	classe 2	0,4
Acétone	20,7	56	classe 3	2,0
Isopropanol	22,2	80	classe 3	0,1
Ethanol	24,3	78	classe 3	0,4
Méthanol	32,6	65	classe 2	2,5
Diméthylsulfoxide	48,9	189	classe 3	44,8

> **Détermination de la solubilité du témozolomide en présence d'acides aminés**

La composition des milieux aqueux contenant des acides aminés et la solubilité du témozolomide sont reprises dans la **Table 14**.

Table 14 *L'effet de la présence d'acide aminés dans des milieux aqueux sur la solubilité du témozolomide (n=1)*

Composition des dispersions (m/v)			Solubilité$_{témozolomide}$ (mg/ml)
Témozolomide	*L-histidine*	*L-thréonine*	
1%	1%	0%	4,25
1%	4%	0%	Solution jaune (1h)
1%	0%	1%	3,98
1%	0%	4%	3,89

Il a été démontré que les acides aminés peuvent augmenter la solubilité de certains agents antinéoplasiques dont le témozolomide [Ugwu et coll., WO/2003/072082]. La L-histidine et la L-thréonine sont des acides aminés solubles dans l'eau ; leur solubilité dans l'eau est comprise entre 30 et 100 mg/ml. Dans ce cas-ci, la L-histidine semble être la plus apte à augmenter la solubilité du témozolomide et ce, jusqu'à 4,25 mg/ml dans une solution tamponnée à pH 5,0 (**Table 14**). Cependant, l'augmentation de la solubilité apportée par la L-histidine reste relativement limitée (par rapport à la solubilité aqueuse à pH 5,0) et ne permet pas d'atteindre les doses nécessaires pour envisager l'administration du témozolomide sous forme de solutions par voie inhalée chez la souris.

c. **Criblage de différents surfactants dans le but de stabiliser des suspensions de particules micronisées de témozolomide**

La stabilisation des particules de témozolomide réduites à des tailles inférieures ou égales à 5 μm pour les différentes suspensions testées ont montré que ni les surfactants non ioniques tels que le polysorbate 80, le poloxamer 188 et l'alcool polyvinylique, ni les surfactants ioniques tels que le taurocholate ou le glycocholate sodique, ni la combinaison de surfactants non ioniques et ioniques n'avaient permis d'obtenir une stabilisation suffisante du témozolomide en suspension (**Figure 7A**). Pour ce faire, nous avons testé des phospholipides à très haute concentration par rapport au témozolomide pour stabiliser nos suspensions. Un mélange 1:1 de 1,2-

dilauroyl-sn-glycero-3-phosphocholine   et   de   1,2-dimirystoyl-sn-glycero-3-phosphocholine (m/m) à 56% m/m par rapport au témozolomide a montré une stabilisation acceptable c'est-à-dire l'obtention d'une suspension homogène présentant peu d'agrégats (**Figure 7B**).

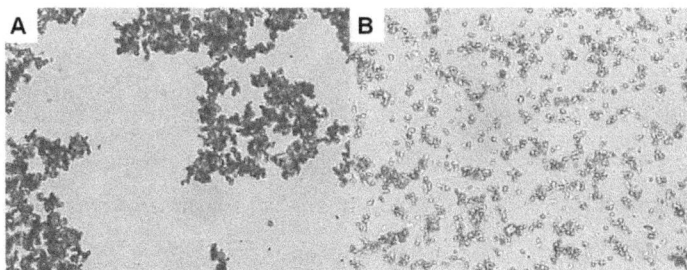

Figure 7 : Suspension de particules de témozolomide réduite à des tailles inférieures ou égales à 5µm et stabilisées à l'aide (A) d'un mélange de taurocholate et d'alcool polyvinylique (1:1; 10% m/m par rapport au témozolomide) ; (B) d'un mélange de 1,2-dilauroyl-sn-glycero-3-phosphocholine et de 1,2-dimirystoyl-sn-glycero-3-phosphocholine à haute concentration par rapport au témozolomide (56% m/m)

III. Conclusions

Les résultats de cette partie préliminaire de notre travail montrent que la méthode HPLC développée pour quantifier le témozolomide a été validée en termes de spécificité, de linéarité, d'exactitude et de fidélité.

L'étude de pré-formulation montre que la cinétique d'hydrolyse du témozolomide en solution dépend du pH et de la température de la solution. Il est donc préférable d'élaborer des formulations liquides à base de témozolomide à pH 5,0 ; ce qui reste un bon compromis entre le pH physiologique et les limites de pH autorisées pour des solutions destinées à être nébulisées, c'est-à-dire pH 3 à 8,5 [Pharmacopée européenne 7ème édition, 2011]. En effet, il est conseillé de ne pas descendre en dessous d'un pH 5,0 pour éviter de provoquer de la bronchoconstriction lors de l'inhalation de ce type de formulations [Atkins et Crowder, 2004]. De plus, il est conseillé de conserver ces formulations liquides à une température de 4°C comme nous l'avons vu lors de notre étude de stabilité.

Ensuite l'étude de solubilité du témozolomide a montré que cette solubilité était indépendante du pH, que le témozolomide était moins soluble dans des solvants organiques que dans une solution aqueuse et cela même avec des solvants possédant une constante diélectrique proche de celle déterminée pour obtenir la solubilité maximale du témozolomide. Parmi nos différents tests de pré-formulation, seule la L-histidine dans un rapport massique 1:1 nous a permis d'augmenter la solubilité du témozolomide en solution aqueuse jusqu'à 4,25 mg/ml.

La possibilité d'administrer du témozolomide par voie inhalée sous forme de solution pour notre étude pré-clinique s'est avérée impossible au vue des faibles volumes administrables (50 µl) et des hautes doses d'administration requises (jusqu'à 160 mg/kg du poids corporel). Dès lors, nous avons élaboré des suspensions dans un milieu aqueux tamponné à pH 5,0. Cependant les particules de poudre mises en suspension dans un liquide doivent être mouillées et désagrégées. Pour ce faire, l'ajout de surfactant est nécessaire. Un criblage de surfactants a été effectué pour évaluer leur impact sur la stabilisation des particules présentant des tailles comparables aux particules inhalables par les dispositifs à poudre sèche. Les surfactants non-ioniques, ioniques ou la combinaison des deux n'ont pas permis d'atteindre une stabilisation suffisante. Cette dernière n'a été atteinte qu'à l'aide d'une grande proportion de phospholipides (1,2-dilauroyl-sn-glycero-3-phosphocholine et 1,2-dimirystoyl-sn-glycero-3-phosphocholine (1 :1) à 56% (m/m) par rapport au témozolomide).

CHAPITRE II : Investigation pré-clinique

Wauthoz N., Deleuze P., Hecq J., Roland I., Saussez S., Adanja I., Debeir O., Decaestecker C., Mathieu V., Kiss R., Amighi K., In vivo assessment of temozolomide local delivery for lung cancer inhalation therapy. Eur J Pharm Sci 2010; 39: 402-411.

I. But

L'objectif de cette étude était de comparer l'efficacité antitumorale du témozolomide sur un modèle pré-clinique de pseudo-métastases pulmonaires issues d'un mélanome particulièrement agressif chez la souris immunocompétente suivant un mode d'administration localisé au niveau du poumon ou suivant un mode d'administration conventionnel qui était dans ce cas-ci la voie iv.

Pour la voie inhalée, le témozolomide a été formulé sous forme d'une suspension afin d'administrer une dose élevée de témozolomide dans les poumons, c'est-à-dire 40 mg de témozolomide par kg de poids corporel, à l'aide du dispositif endotrachéal pour les formulations liquides dont le volume administrable chez la souris est de préférence 50 µl. Pour ce faire, les particules de témozolomide de la poudre de départ ont été réduites pour être de l'ordre de grandeur des particules retrouvées dans les formulations à usage humain destinées à l'inhalation et ont été stabilisées à l'aide de phospholipides biocompatibles avec la voie pulmonaire. La formulation pour la voie iv était une solution de témozolomide permettant de délivrer la même dose que celle délivrée de manière localisée mais avec un volume d'administration de 200 µl. L'activité anticancéreuse in vitro a été évaluée pour chacune des formulations élaborées avant de débuter les analyses d'activité anticancéreuse in vivo.

Le dispositif d'administration pulmonaire dans ce modèle pré-clinique a donc été évalué in vitro sur sa capacité à délivrer des doses et des aérosols reproductibles. De plus, la distribution de l'aérosol a été déterminée dans le poumon de plusieurs souris. La vérification de ces différents paramètres est utile pour évaluer la possibilité d'utiliser ce type de dispositif avec des formulations liquides contenant des particules de taille compatible avec l'inhalation chez l'être humain lors d'études pré-cliniques d'efficacité, de toxicité et/ou de pharmacocinétique.

Dans cette étude, l'efficacité (en termes de survie) et la toxicité (en termes de perte de poids) des formulations à base de témozolomide ont été évaluées chez des souris porteuses de pseudo-métastases pulmonaires par voie inhalée et par voie iv à différentes fréquences d'administration comme détaillé ci-après.

II. Résultats et discussion

1. Évaluation *in vitro* des formulations de témozolomide

a. Production des formulations de témozolomide.

➢ **Solution intraveineuse**

Comme nous l'avons rapporté précédemment lors de l'étude de pré-formulation, la L-histidine utilisée comme agent solubilisant permet d'augmenter la solubilité du témozolomide d'environ 3,30 mg/ml à 4,25 mg/ml à température ambiante. Nous l'avons utilisée dans un rapport massique 1:1 par rapport au témozolomide pour formuler une solution à 4 mg/ml permettant de délivrer 40 mg de témozolomide par kg de poids corporel à des souris de 20 g via un volume d'injection de 200 µl. La composition définitive de la solution intraveineuse est reprise dans la **Table 5** (Matériel et Méthode).

➢ **Suspension pour inhalation**

Le processus de réduction de taille par homogénéisation haute pression a permis de réduire les particules de témozolomide de départ d'une valeur de d (v ; 0,5) de 27,6 µm à une valeur de 3,2 µm avec 79% des particules dont la taille était inférieure ou égale à 5 µm, et ce comparé aux 5% avant le processus de réduction de taille (**Figure 8**). La forme et l'agrégation des particules de témozolomide en suspension montrent que les particules que nous avons générées ont une forme plus sphérique suite au processus de réduction de taille et que l'utilisation de phospholipides à haute concentration (56% (m/m) par rapport au témozolomide) permet de stabiliser la suspension en réduisant l'état d'agrégation des particules de témozolomide (**Figure 8A**). Ceci n'avait pas été le cas lors d'un précédant criblage de surfactants à des concentrations plus faibles (jusque maximum 10% par rapport au témozolomide (m/m)) effectué lors de l'étude de pré-formulation. La composition finale de la suspension pour inhalation est reprise dans la **Table 6** (Matériel et Méthode).

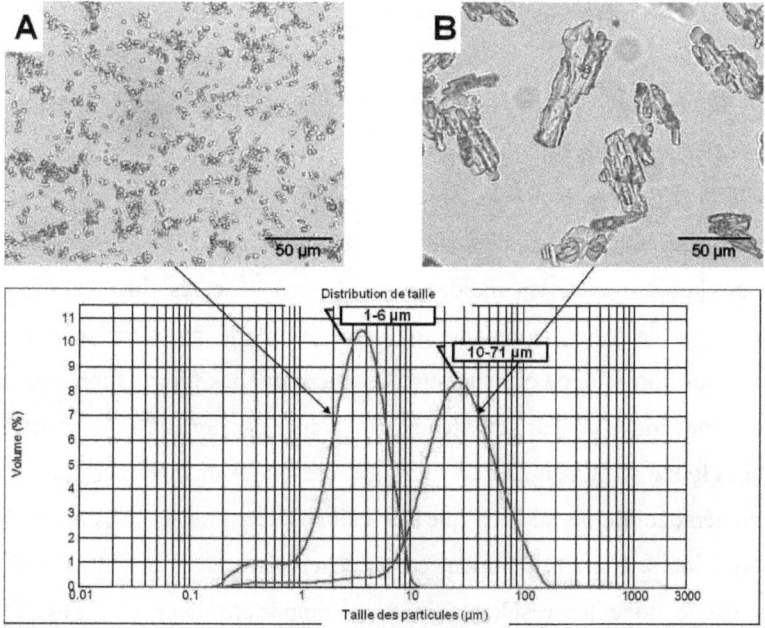

Figure 8 : Distribution de taille, forme et état d'agrégation des particules de témozolomide dans la suspension pour inhalation (A) après et (B) avant le processus de réduction de taille. Les images ont été observées sous un microscope optique à un grossissement total de 200× (barre = 50 µm). La distribution de taille en volume a été déterminée par diffraction de la lumière laser et est caractérisée sur cette figure par un intervalle de taille [d (v ; 0,1)-d (v ; 0,9)] en microns.

b. Activité anticancéreuse *in vitro*

L'activité anticancéreuse *in vitro* du témozolomide, déterminée sur la suspension pour inhalation et sur la solution iv, a été évaluée et comparée à l'activité anticancéreuse *in vitro* du témozolomide non formulé. Les lignées cellulaires cancéreuses analysées comprenaient un modèle de cancer NSCLC humain (la lignée A549), un modèle de mélanome murin (la lignée B16F10 utilisée par la suite pour générer les pseudo-métastases pulmonaires *in vivo*) et un modèle de glioblastome humain (la lignée T98G qui est sensible aux actions anticancéreuses du témozolomide [Kanzawa et coll., 2004]).

Pour chaque lignée cellulaire cancéreuse et pour un même temps d'exposition des cellules au produit d'intérêt, les indices IC_{50} obtenus avec les formulations pour inhalation ou pour la voie iv étaient du même ordre de grandeur que pour le témozolomide non formulé, ce qui suggère fortement que les formulations que nous avons générées ont conservé leur activité anticancéreuse par rapport au témozolomide non formulé (**Figure 9**). La lignée de glioblastome T98G montre une plus grande sensibilité au témozolomide suivant que les cellules cancéreuses y sont exposées pendant 6 ou 3 jours. C'est exactement ce qu'observaient Roos et coll. [2007], un résultat qui valide donc les résultats que nous rapportons dans la **Figure 9**. La constatation que nous rapportons ci-avant pour les cellules cancéreuses de glioblastomes T98G se vérifie également, mais dans une moindre mesure, pour les cellules cancéreuses NSCLC A549 (**Figure 9**). En revanche, tel n'est point le cas pour les cellules de mélanome murin B16F10 puisque les courbes présentent un IC50 similaires après 3 ou 6 jours d'exposition (**Figure 9**).

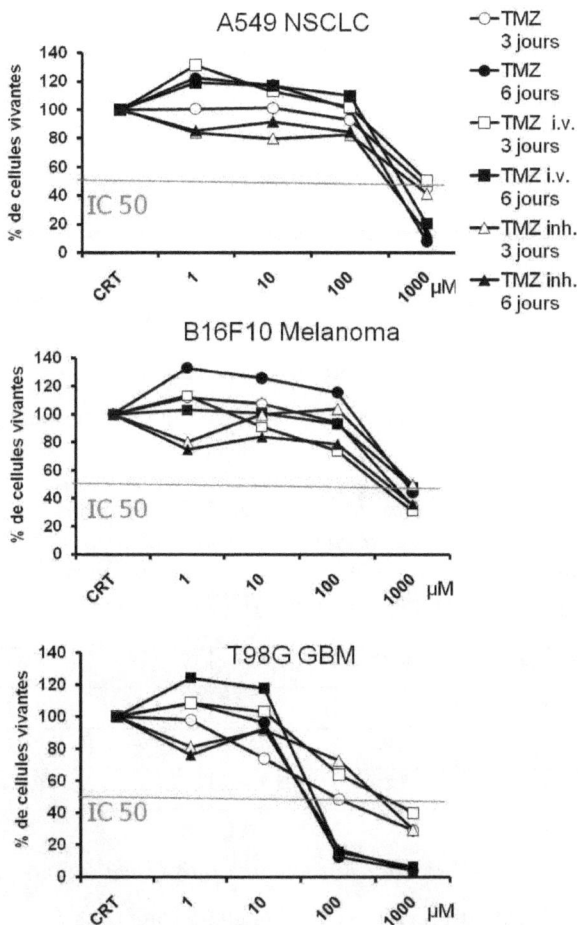

Figure 9 : *Activité anticancéreuse in vitro évaluée par le test colorimétrique MTT sur les lignées humaines de cancer NSCLC A549, de glioblastome (GBM) T98G et sur la lignée murine de mélanome B16F10. Pourcentage de cellules vivantes en fonction de la concentration en témozolomide non formulé (cercle), formulé sous forme de solution iv (carré) et formulé sous forme de suspension pour inhalation (triangle) après 3 (symbole vide) ou 6 jours (symbole plein) d'exposition par rapport à une population contrôle (CRT)*

2. Évaluation *in vitro* et *in vivo* de l'aérosol généré à partir de la suspension de témozolomide pour inhalation par le dispositif endotrachéal pour les formulations liquides

a. Uniformité de la dose délivrée et de la distribution de taille des gouttelettes

Comme le montre la **Table 15**, les trois doses délivrées à l'aide du dispositif endotrachéal présentent une bonne uniformité avec un coefficient de variation inférieur à 5% pour les différentes concentrations de témozolomide en suspension.

Table 15 : Évaluation de l'uniformité de la dose délivrée par le dispositif endotrachéal. Trois doses ont été délivrées à partir de la suspension pour inhalation pour chaque concentration de témozolomide (0,2 à 4,8% m/v). La dose moyenne délivrée, l'écart-type et le coefficient de variation (CV%) ont été calculés pour chacune d'entre-elles.

	0,2%	0,4%	0,8%	1,6%	3,2%	4,8%
Moyenne %	0,195	0,359	0,71	1,35	3,03	4,48
Écart-type	0,001	0,003	0,02	0,05	0,04	0,04
CV %	0,7	0,9	3,2	3,5	1,4	0,8

Comme nous l'avons détaillé dans la partie introductive du présent travail, la taille des gouttelettes générées à partir d'un dispositif d'inhalation pour les formulations liquides est l'un des paramètres qui va déterminer la déposition des gouttelettes dans les poumons. Nous avons voulu vérifier l'influence de la concentration en particules solides en suspension sur la taille des gouttelettes générées à l'aide du dispositif endotrachéal. Les résultats de cette étude sont détaillés dans la **Figure 10**.

L'analyse statistique a montré qu'il n'y avait pas de différences significatives entre les valeurs liées aux diamètres d (v ; 0,1), d (v ; 0,5) et d (v ; 0,9) déterminés à partir des suspensions à différentes concentration en témozolomide (jusque 3,2%) par rapport aux valeurs des diamètres d (v ; 0,1), d (v ; 0,5) et d (v ; 0,9) obtenus avec de l'eau (comparaison effectuée par paires). La distribution de taille générée avec une suspension à 4,8% de témozolomide (m/v) montrait une différence significative (p = 0,00008 ; test de Kruskal-Wallis) uniquement au niveau de son diamètre d (v ; 0,9) par rapport au diamètre d (v ; 0,9) généré avec de l'eau, ce qui suggère qu'une forte concentration en particules favorise la formation de gouttelettes de plus grande taille. Les valeurs des diamètres d (v ; 0,1), d (v ; 0,5) et d (v ; 0,9) étaient respectivement de 10 ± 2 µm, 24 ± 4 µm et 44 ± 5 µm pour l'eau et de 9 ± 2 µm, 24 ± 3 µm et 54 ± 4 µm pour la suspension la plus concentrée en témozolomide (4,8 %).

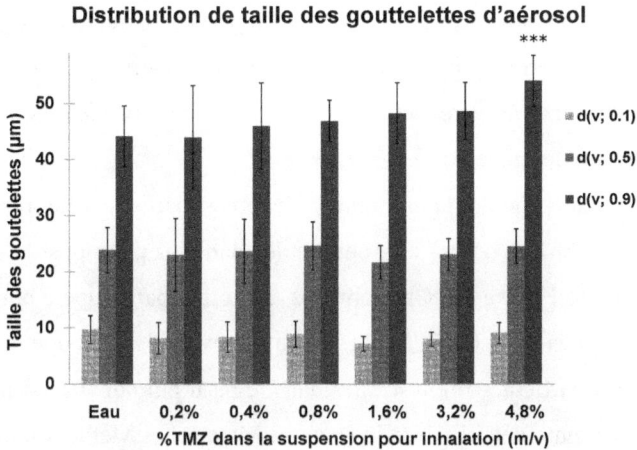

Distribution de taille des gouttelettes d'aérosol

Figure 10 : *Distributions de taille des gouttelettes de l'aérosol généré par le dispositif endotrachéal avec de l'eau et avec différentes concentrations de témozolomide (m/v) dans la suspension pour inhalation. La distribution de taille des gouttelettes pour chaque concentration a été caractérisée par les diamètres d (v ; 0,1), d (v ; 0,5) et d (v ; 0,9). La moyenne et l'écart-type ont été calculés pour chaque échantillon par génération de 15 aérosols. Seuil de signification :* **** p<0,001*

Nous pouvons conclure de ces résultats que le dispositif que nous avons utilisé permet de générer une dose et un aérosol reproductibles pour une concentration de témozolomide en suspension allant de 0,2 à 3,2% (m/v).

b.   Distribution des gouttelettes de l'aérosol dans les poumons de souris saines

Nous avons voulu évaluer la distribution des gouttelettes dans les poumons de souris. Pour ce faire, 50 µl d'une suspension aqueuse contenant 0,2% (m/v) de microparticules fluorescentes de 1 µm ont été administrés dans les poumons de trois souris saines. Auparavant, nous avons vérifié que la distribution de la taille des gouttelettes générées à l'aide du dispositif endotrachéal à partir de la suspension à 0,2% (m/v) de particules de 1 µm et caractérisées par ses diamètres d (v ; 0,1), d (v ; 0,5) et d (v ; 0,9), ne présentait pas de différence significative (p = 1 ; test Kruskal-Wallis) par rapport aux diamètres d (v ; 0,1), d (v ; 0,5) et d (v ; 0,9) de la distribution de taille des gouttelettes générées à partir de l'eau.

Un exemple de coupe histologique montrant les microparticules fluorescentes et les résultats de la distribution de ces microparticules dans les poumons de souris saines sont illustrés dans la **Figure 11.** Cinq champs aléatoires par coupe à congélation ont été photographiés sous filtre DAPI et FITC, dont un exemple de coupe représentant la distribution de ces particules fluorescentes dans le tissu pulmonaire est présenté dans la **Figure 11A**. Comme détaillé dans le chapitre Matériel et Méthodes, cinq coupes à congélation ont été effectuées pour chacun des cinq lobes (lobes supérieur droit (LSD), moyen droit (LMD), inférieur droit (LID) et supérieur gauche (LSG) et inférieur gauche (LIG)). Par conséquent 25 champs histologiques par lobe ont été numérisés à un grossissement de 200×. Ensuite, le nombre de microparticules par champ (noté de 1 à 25 sur la **Figure 11B**) a été quantifié à l'aide d'un logiciel d'analyse d'images histologiques décrit à la section V.4.c. Les résultats sont décrits à la **Figure 11** pour chaque lobe et ce, pour les trois souris analysées (notées souris 1, 2, 3 dans la **Figure 11B**). Les données montrent un profil de déposition relativement hétérogène. Cependant, un nombre significatif de microparticules était détecté à chaque niveau du poumon et ce, pour une administration unique et non répétée. Ces résultats suggèrent que la morphologie et la variabilité anatomique d'une souris à l'autre (donc d'un individu à l'autre, ce qui pourrait être transposé à l'échelle humaine) ont un rôle important dans la déposition pulmonaire des gouttelettes de l'aérosol généré par le dispositif que nous avons utilisé et que la présence de tumeurs affecterait certainement la déposition pulmonaire de ces gouttelettes.

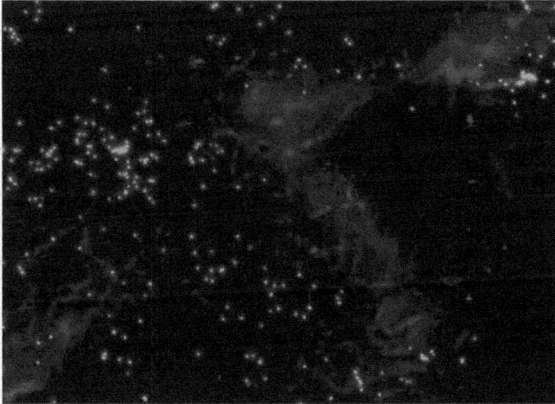

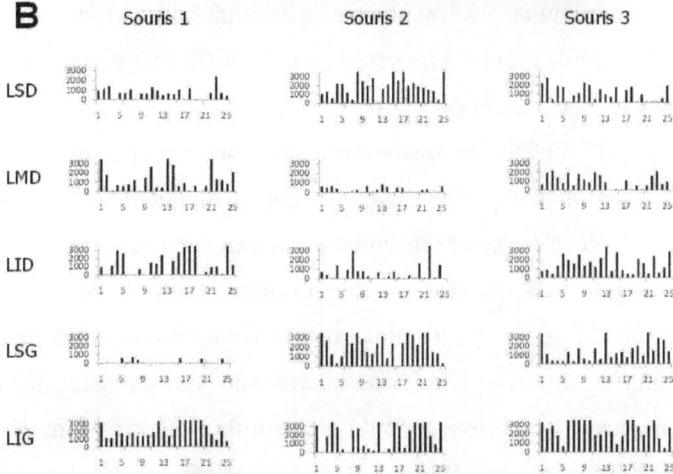

Figure 11 : *Distribution des microparticules fluorescentes dans les poumons de 3 souris saines. (A) Photographie d'une coupe à congélation de 7 µm d'épaisseur d'un lobe coupé longitudinalement prise sous un microscope à fluorescence à un grossissement total de 200×. L'image montre la distribution des microparticules fluorescentes jaune-vertes (sous un filtre FITC) dans le tissu pulmonaire fluorescent bleu (sous un filtre DAPI) d'une souris saine après administration de 50 µl d'une suspension à 0,2% par le dispositif endotrachéal. (B) Vingt-cinq champs par lobe ont été photographiés sous un grossissement de 200× sous un filtre DAPI et FITC pour*

les lobes supérieur, moyen et inférieur droit et les lobes supérieur et inférieur gauche (LSD, LMD, LID, LSG et LIG, respectivement). Pour chaque image, un comptage des microparticules fluorescentes a été déterminé par un logiciel d'analyse d'image. Le nombre de microparticules pour les vingt-cinq champs a été déterminé pour chaque lobe des trois souris.

On peut également supposer que cette hétérogénéité de déposition devrait diminuer avec une administration multiple telle que rencontrée lors de traitements chroniques d'anticancéreux utilisés en clinique pour combattre les cancers pulmonaires primaires et secondaires (métastases).

3. **Évaluation *in vivo* de l'activité antitumorale des formulations de témozolomide sur un modèle de pseudo-métastases pulmonaires chez la souris**

La dose maximale tolérée a été déterminée pour le témozolomide par voie inhalée pour des doses allant de 5 à 160 mg par kg de poids corporel. Aucune mort et aucun changement de poids n'ont été observés pour les différents groupes constitués de trois souris saines même pour la dose la plus élevée.

La **Figure 12** illustre le modèle de pseudo-métastases pulmonaires que nous avons utilisé et qui présente un comportement biologique particulièrement agressif. La **Figure 12A** montre le développement macroscopique des nodules tumoraux B16F10 tandis que la **Figure 12B** montre un tel développement mais de manière microscopique, à l'aide d'une coupe histologique colorée à l'hématoxiline-éosine, 23 jours après la greffe tumorale chez une souris non traitée. Ces illustrations morphologiques montrent qu'environ 80% du poumon de la souris est remplacé par les pseudo-métastases issues du mélanome B16F10 implanté de manière iv (veine caudale latérale).

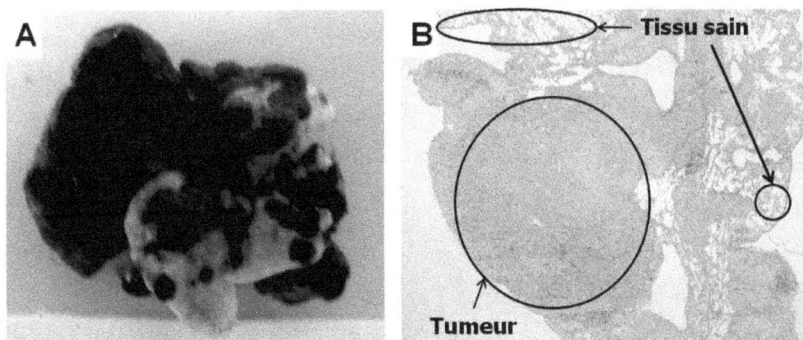

Figure 12 : Visualisation macroscopique et microscopique d'un poumon métastasé d'une souris non traité 23 jours après l'injection de 2,5×10^5 cellules de mélanome murin B16F10 dans la veine caudale. (A) visualisation macroscopique des poumons d'une souris ayant développés plusieurs nodules tumoraux, (B) coupe histologique d'une tumeur implantée dans le poumon, reconnaissable par son aspect d'amas compacts de cellules contrairement au tissu pulmonaire sain de type alvéolaire (grossissement total de 40×).

Différents groupes ont été constitués pour évaluer la toxicité et l'efficacité du témozolomide administré par la voie inhalée par rapport à la voie iv. L'ensemble des souris ont été greffées le même jour avec 2,5×10^5 cellules de mélanome murin B16F10. Les souris ont ensuite été randomisées et réparties dans les différents groupes expérimentaux le 6ème jour après la greffe tumorale. Les traitements ont débuté le 7ème jour après la greffe tumorale.

Les groupes contrôles étaient constitués d'un groupe de 11 souris non traitées (groupe CRT, **Figure 13**) et d'un groupe de 27 souris traitées 3 fois par semaine pendant 3 semaines consécutives avec le véhicule de la suspension pour inhalation (groupe VEH, **Figure 13**).

Les groupes traités étaient constitués pour la voie iv de deux groupes de 11 souris (IV, **Figure 13**) et pour la voie inhalée d'un groupe de 17 souris pour le groupe traité une fois par semaine (INH 1, **Figure 13**) et d'un groupe de 27 souris pour le groupe traité trois fois par semaine (INH 3, **Figure 13**). La posologie des traitements était de 40 mg de témozolomide par kg de poids corporel délivrés par le dispositif endotrachéal pour la voie inhalée (volume de 50 µl) et par une aiguille de 26 gauge reliée à une seringue de 1 ml pour la voie iv (volume de 200 μl) administrés une (noté INH1 ou IV 1, **Figure 13**) ou trois fois (noté INH3 ou IV 3, **Figure 13**) par semaine pendant trois semaines consécutives. Le suivi du poids corporel des différents groupes a été enregistré 3 fois par semaine et est illustré par la **Figure 13A**. Comme le montre cette figure, il n'y a pas eu de variation de poids, donc pas d'effets toxiques notables liés au traitement, entre les groupes traités par la voie inhalée (groupes INH 1 ou INH 3) ou la voie iv (groupes IV 1 et IV 3) et les groupes contrôles (groupes CRT et VEH). Signalons également qu'il n'y avait pas de différence significative entre les deux groupes contrôles (groupes VEH et CRT), ce qui montre que ni l'anesthésie répétée, ni la procédure d'administration endotrachéale, ni le véhicule n'ont affecté le poids et la survie des souris porteuses de tumeurs pulmonaires (p = 0,9 ; test Log-Rank).

La **Figure 13B** illustre les courbes de survie Kaplan-Meier permettant d'évaluer l'efficacité des traitements au niveau de la survie des souris porteuses de pseudo-métastases pulmonaires. Les groupes traités une fois par semaine pendant trois semaines consécutives par inhalation ou par voie iv ont présenté une médiane de survie similaire (p = 0,8 ; test Log-Rank) mais une survie significativement augmentée par rapport à celle du groupe contrôle (p = 0,005 pou IV1 et 0,02 pour INH1 ; test Log-Rank). Il en était de même avec les groupes traités trois fois par semaine pendant trois semaines consécutives (p = 0,7 ; test Log-Rank) mais avec une efficacité encore plus significative (p = 0,0007 pour IV3 et p = 0,0006 pour INH3; test Log-Rank) par rapport au groupe contrôle. Des animaux « long-survivants » ont été observés uniquement dans les groupes inhalés. En effet, une souris sur 17 souris du groupe traité par inhalation une fois par semaine pendant trois semaines consécutives (groupe INH 1) et trois souris sur les 27 souris du groupe traité par inhalation trois fois par semaine pendant trois semaines consécutives (groupe INH 3) ont survécu plus de 70 jours alors que les dernières souris dans les groupes contrôles étaient mortes le 26ème jour (groupe CRT) et le 36ème jour (groupe VEH) et dans les groupes traités de manière iv au 30ème (groupe IV1) et 35ème jour (groupe IV3). Nous avons euthanasié ces souris « long-survivantes » au 72ème jour après la greffe tumorale afin de prélever leurs poumons pour des analyses macroscopiques et microscopiques.

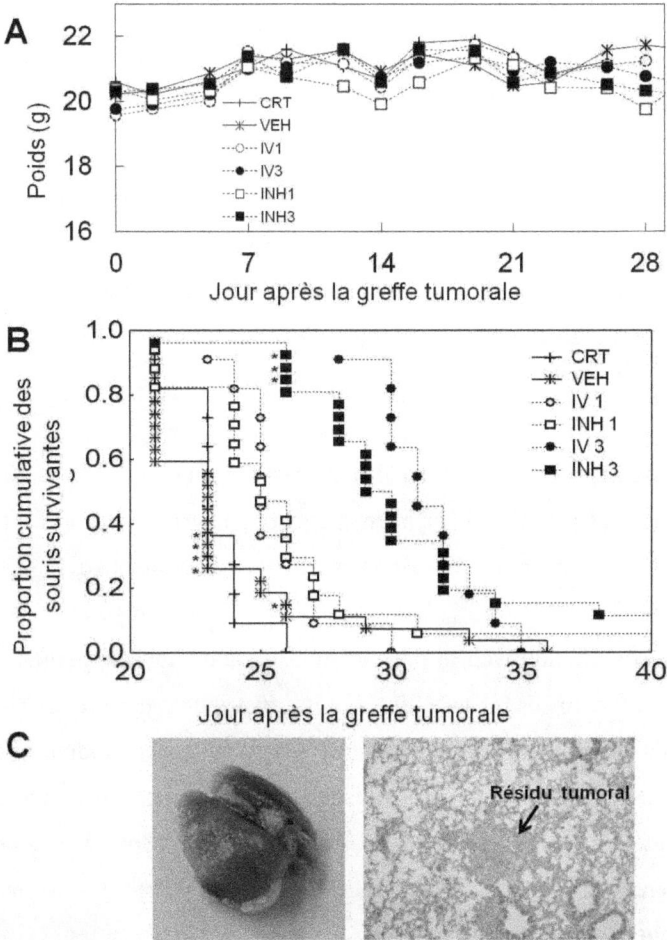

Figure 13 : *Toxicité et activité antitumorale d'un traitement de témozolomide administré par voie inhalée (INH) ou par voie intraveineuse (IV) sur le modèle pré-clinique de pseudo-métastases pulmonaires.*
(A) Courbes de poids évalué trois fois par semaine et (B) courbes de survie kaplan-meier des souris femelles B6D2F1 greffées par $2,5 \times 10^5$ cellules de mélanome murin B16F10 (injectées dans la veine caudale) au jour 0. Les groupes contrôles (lignes complètes) comprennent le groupe de souris non traitées (CRT, n=11) et le groupe traité par le véhicule (VEH, n=27) trois fois par semaine pendant 3 semaines à partir du 7ème jour après la greffe. Les souris traitées par 40mg/kg de témozolomide (lignes hachurées) comprennent le groupe traité par voie intraveineuse (IV, n=11) ou par

voie endotrachéale (INH, n=17 ou 27); ces groupes étaient traités soit une fois par semaine (IV1 et INH1), soit trois fois par semaine (IV3 et INH3) pendant 3 semaines consécutives à partir du 7ème jour après la greffe. (C) Visualisation macroscopique et microscopique des poumons des souris greffées et traitées par 40mg/kg de témozolomide trois fois par semaine pendant 3 semaines consécutives par la voie endotrachéale. La coupe histologique colorée à l'hématoxyline-éosine a été obtenue sous un microscope optique à un grossissement final de 100×. Le résidu tumoral est indiqué par une flèche.

Comme illustré par la **Figure 13C**, les poumons des animaux long-survivants ne montraient plus de nodules tumoraux au niveau macroscopique bien que des résidus tumoraux, désignés par une flèche dans la **Figure 13C**, étaient encore observés au niveau des coupes histologiques colorées à l'hématoxilline-éosine.

III. Conclusions

Le modèle *in vivo* de pseudo-métastases pulmonaires B16F10 issues d'un mélanome murin s'est montré parfaitement adapté pour étudier l'efficacité d'un agent anticancéreux (le témozolomide) administré par la voie pulmonaire.

Le dispositif endotrachéal pour les formulations liquides permet d'administrer des doses et des aérosols reproductibles qui se distribuent dans les différents niveaux des poumons de la souris sans présenter de signes de toxicité rédhibitoires, et ce aux concentrations de témozolomide utilisées par voie iv. Nous avons utilisé du témozolomide formulé sous forme de solution ou de suspension dont la taille de particules était de l'ordre des particules rencontrées dans les formulations pour inhalation chez l'être humain.

La suspension pour inhalation à base de témozolomide et de phospholipides était bien tolérée et s'est révélée comme étant au moins aussi efficace que la solution de témozolomide développée pour la voie iv lorsqu'elle était administrée à la même posologie. L'administration clinique de ce type de substances pourrait être envisagée sous forme de suspension administrée via un nébuliseur ou par le dévelopement de poudres sèches pour inhalation.

CHAPITRE III : Développement de poudres sèches de témozolomide pour inhalation à usage humain

Wauthoz N., Deleuze P., Saumet A., Duret C., Kiss R., Amighi K., Temozolomide-based dry powder formulations for lung tumor-related inhalation treatment. Pharm Res 2011; 28: 762-775.

I. But

Actuellement, le traitement conventionnel approuvé pour les patients atteints de gliomes récidivants est une dose quotidienne de témozolomide de maximum 150-200 mg/m^2 de surface corporelle administrée par perfusion de 90 minutes ou par voie orale pendant 5 jours tous les 28 jours [Stupp et coll., 2009]. En transposant ce traitement pour les tumeurs pulmonaires sans réduction de la posologie, une dose maximale journalière de 320 mg pour un adulte de 60 kg devrait être administrée par inhalation. La délivrance d'une dose importante de principe actif est un défi en inhalation. En effet, la majorité des formes sur le marché délivre de très faibles quantités de principes actifs car ils sont pharmacologiquement très puissants. Par conséquent, la majorité des formulations de poudre sèche pour inhalation sont constituées de lactose qui a un rôle de diluant et de transporteur permettant à la poudre micronisée de substance active d'être moins cohésive et donc plus facilement dispersible [Pilcer et al., 2012].

Dans ce travail, des formulations de poudre sèche pour inhalation ont été développées dans le but d'obtenir des poudres sèches à haute teneur en témozolomide présentant des propriétés aérodynamiques optimales, c'est-à-dire des poudres qui se déposent avec une fraction maximale dans les voies respiratoires inférieures et une fraction minimale dans les voies respiratoires supérieures. De plus, comme le témozolomide est une substance faiblement soluble dans l'eau, sa dissolution dans les liquides physiologiques devra être relativement rapide pour garantir l'efficacité de la formulation. Dès lors, les particules constituant les poudres sèches ont été fabriquées par des techniques de réduction de taille. Les propriétés de surface de ces particules ont été modifiées par l'ajout d'une quantité minimale d'excipients biocompatibles avec la voie pulmonaire, sous forme d'enrobage de nature hydrophile ou lipophile.

II. Résultats et Discussion

1. Production des poudres sèches pour inhalation

La technique de réduction de taille décrite à la section matériel et méthode II.2.b. a permis de réduire la taille des particules de témozolomide d'un diamètre d (v ; 0,5) de 21,3 µm à un diamètre d (v ; 0,5) de 1,5 µm, avec 99% des particules dont la taille était inférieure ou égale à 5 µm, alors qu'il n'y en avait que 5% dans la matière première initiale (**Table 16**). De plus, l'efficacité de la technique de réduction de taille était comparable pour les deux milieux utilisés, c'est-à-dire l'eau et l'isopropanol. L'application successive de cycles d'homogénéisation à de hautes pressions (20 cycles à 20 000 PSI) a permis de réduire la taille des particules et d'affiner progressivement la distribution de taille mais cela jusqu'à un certain point. En effet, la taille obtenue va dépendre du nombre de cycles appliqués, de l'intensité de la pression d'homogénéisation et de la dureté de la substance à réduire [Müller et coll., 2001]. Il est établi que la capacité de l'homogénéisation haute pression pour réduire la taille des particules est plus élevée lors des premiers cycles de broyage et qu'elle diminue au cours des cycles de broyage au fur et à mesure que la taille des particules diminue [Müller et coll., 2001]. Généralement, 3 à 10 cycles avec un maximum de 20 cycles à 22 000 PSI sont suffisants pour réduire au maximum la taille des particules [Müller et coll., 2001].

Les suspensions de particules micronisées de témozolomide contenant des excipients dissous dans leur milieu dispersant ont été par la suite pulvérisées sous forme de fines goutelettes dans la chambre de séchage d'un atomiseur ce qui permettait d'évaporer le solvant des goutelettes et d'élaborer un manteau solide à base des excipients dissous autour des particules micronisées de témozolomide. Nous supposons la formation d'un manteau solide autour des particules de témozolomide étant donné la très faible solubilité du témozolomide dans les solvants utilisés et la très forte solubilité des excipients dissous. De plus, les tailles des microsphères mesurées à l'aide de la technique de diffraction laser étaient relativement proches des tailles mesurées pour les particules de témozolomide micronisées (**Table 16**) ce qui nous laisse supposer que nous sommes bien en présence de particules de témozolomide recouvertes par les excipients plutôt que d'un système matriciel dans lequel serait dispersé plusieurs particules de témozolomides micronisées.

Table 16 : *Caractéristiques de taille particulaire du témozolomide brute, des particules de témozolomide en suspension après le processus de réduction de taille et des particules de poudres sèches pour inhalation F1, F2, F3 et F4. Le pourcentage de particule de taille inférieure ou égale à 5μm (%) et le diamètre médian d (v ; 0,5)(μm) ont été mesurés par un appareil de diffraction de la lumière laser, le Mastersizer 2000®, (moyenne ± écart-type, n=3).*

	% ≤ 5 μm (%)	d (v; 0,5) (μm)
Témozolomide brute	5,0 ± 0,1	21,3 ± 0,4
Suspension isopropanolique de témozolomide après HPH	99,64 ± 0,04	1,50 ± 0,01
Suspension aqueuse de témozolomide après HPH	99,3 ± 0,2	1,53 ± 0,06
F1	99,17 ± 0,07	1,65 ± 0,01
F2	97,7 ± 0,4	1,77 ± 0,07
F3	76 ± 3	1,97 ± 0,09
F4	72 ± 2	2,75 ± 0,09

La teneur réelle en témozolomide a été évaluée pour chaque poudre sèche pour inhalation après atomisation des suspensions. Comme le montre la **Table 17**, la teneur évaluée en témozolomide était proche de la teneur théorique pour les poudres sèches F1 et F2 mais était plus élevée que la teneur théorique pour les poudres sèches F3 et F4. Il semblerait que l'enrobage à base de lactose soit relativement friable, provoquant une perte en excipient par érosion des couches superficielles des particules pendant le processus d'atomisation. Par conséquent, nous avons tenu compte des teneurs réelles de témozolomide lors des évaluations *in vitro* et *in vivo*. Cependant, les formulations F1 et F2 ne présentaient pas ce phénomène étant donné qu'aucun enrobage n'était présent pour F1 et que l'enrobage de F2 était relativement fin.

Table 17 : *Teneur théorique et réelle du témozolomide déterminée par une méthode HPLC couplée à une détection UV/Vis et teneur en humidité résiduelle déterminé par analyse thermogravimétrique dans les poudres sèches pour inhalation F1, F2, F3 et F4.*

	Teneur théorique en témozolomide	Teneur réelle en témozolomide moyenne ± écart-type ;n=3	Taux d'humidité moyenne ± écart-type ; n=3
F1	*100%*	*100,5 ±0,4%*	*0,3 ±0,2%*
F2	*95%*	*96 ±2%*	*0,24 ±0,02%*
F3	*47,30%*	*77 ±1%*	*0,42 ±0,02%*
F4	*42,30%*	*70,6 ±0,8%*	*0,58 ±0,07%*

2. Évaluations physicochimiques

La teneur en humidité résiduelle pour chacune des formulations de poudres sèches pour inhalation, évaluée par analyse thermogravimétrique, est reprise dans la **Table 17**. Les teneurs en eau résiduelle étaient toutes inférieures à 1% avec les teneurs les plus faibles pour les formulations F1 et F2. En effet les formulations F1 et F2 ne contenaient pas d'enrobage hydrophile qui présente une affinité pour l'eau plus importante.La teneur en humidité résiduelle a été déterminée par la perte en poids observée entre 25 et 125°C, ce qui correspond à l'évaporation de l'eau ou des solvants résiduels. Les solvants qui peuvent être retrouvés au niveau de nos poudres étaient soit de l'eau (pour toutes nos formulations), soit de l'isopropanol (pour les formulations F1 et F2). Cependant, l'isopropanol dosé par une méthode de chromatographie gazeuse est généralement retrouvé à de très faibles concentrations (< 250 ppm) quand une technique d'atomisation est utilisée pour préparer des microparticules lipidiques solides [Sebti, 2006]. Nous pouvons dès lors supposer que la perte en poids observée correspond essentiellement à l'eau résiduelle.

Les diffractogrammes obtenus (**Figure 14**) par diffraction des rayons X sur poudre montrent que les processus de réduction de taille et d'atomisation n'affectent pas la forme cristalline du témozolomide. Le maintien de la forme cristalline d'une substance en suspension ayant subi des étapes d'homogénéisation à haute pression et d'atomisation avait été démontré précédemment pour d'autres substances actives telles que la nifédipine et la tobramycine [Hecq et coll., 2005 ; Pilcer et coll., 2009]. Chaque pic de diffraction observé correspond à ceux obtenus avec le témozolomide de la poudre brute. Les poudres sèches F3 et F4 montrent des pics supplémentaires aux angles de diffraction 2θ de 12,5 ; 16,4 ; 20,0 ° et 20,9 ° qui correspondent à l'alpha lactose monohydraté [Miao et Ross, 2005]. Cette identification a également été confirmée à l'aide de la base de données ICDD.

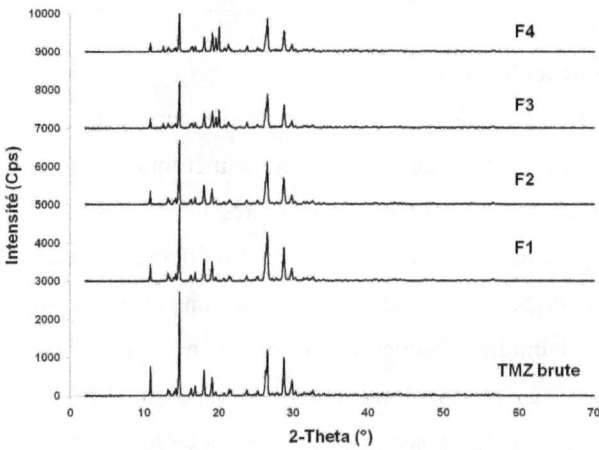

Figure 14 : *Diffractogrammes aux rayons X de la poudre brute de témozolomide et des poudres sèches pour inhalation F1, F2, F3 et F4*

Il semblerait donc que le lactose qui était initialement en solution avant l'étape d'atomisation se retrouve sous forme cristalline au niveau de la couche d'enrobage entourant les particules des poudres sèches pour inhalation. Aucun pic n'a été détecté pour le cholestérol, le P90H, le 1,2-dilauroyl-sn-glycero-3-phosphocholine et le 1,2-dimirystoyl-sn-glycero-3-phosphocholine dans les différentes formulations. Cela s'explique par le manque de sensibilité de la méthode de caractérisation et la faible quantité de ces excipients (inférieure à 10% (m/m)) au sein des poudres sèches.

Les propriétés thermiques des poudres sèches observées par calorimétrie différentielle à balayage confirment le maintien de la forme cristalline du témozolomide déterminé à l'aide de la diffraction des rayons X sur poudre (**Figure15**).

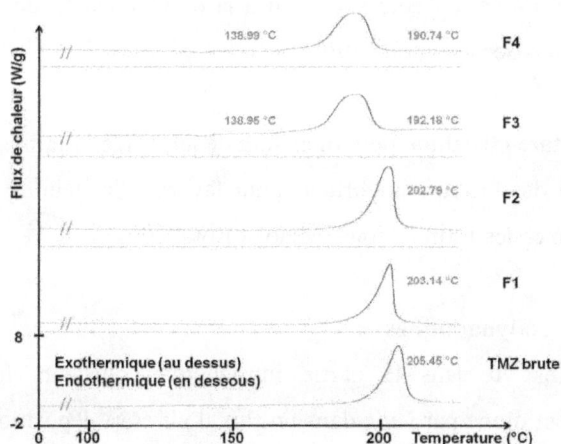

Figure 15 : *Thermogrammes obtenus pour la poudre brute de témozolomide et pour les poudres sèches pour inhalation F1, F2, F3 et F4. Les températures correspondantes aux pics exothermiques de la fusion-décomposition du témozolomide sont indiquées pour les formulations F1, F2, F3 et F4 et les températures correspondant aux pics endothermiques de la déshydratation du lactose sont notés pour les formulations F3 et F4.*

En effet, le pic exothermique correspondant à la fusion-décomposition du témozolomide n'était pas modifié dans les formulations de poudres sèches pour inhalation F1 et F2. Cependant, la température du pic était diminuée à environ 190°C (au lieu de 203-205°C) et le pic était élargi pour les formulations de poudre sèche F3 et F4. Cela s'explique par la présence d'une relativement grande quantité d'excipients à faible point de fusion tels que le 1,2-dilauroyl-sn-glycero-3-phosphocholine, le 1,2-dimirystoyl-sn-glycero-3-phosphocholine et le lactose dans ces formulations. En effet des mélanges physiques de témozolomide / 1,2-dilauroyl-sn-glycero-3-phosphocholine / 1,2-dimirystoyl-sn-glycero-3-phosphocholine, témozolomide / lactose et témozolomide / 1,2-dilauroyl-sn-dilauroyl-sn-glycero-3-phosphocholine / 1,2-dimirystoyl-sn-glycero-3-phosphocholine / lactose ont été effectués et montraient des thermogrammes similaires. De plus, un pic endothermique était observé à 139°C pour les formulations F3 et F4 ce qui correspondrait à la déshydratation de l'alpha lactose monohydraté [Drapier-Beche et coll., 1997].

Le maintien de la nature cristalline du témozolomide ainsi que la faible teneur en humidité résiduelle sont des facteurs importants pour favoriser la stabilité à long terme de la substance active et des formulations [Miao et Ross, 2005].

3.   Évaluations aérodynamiques

Comme nous l'avons vu dans la partie introductive, plusieurs facteurs déterminent le comportement d'une particule dans un flux d'air et sa déposition dont le diamètre géométrique, la forme et la densité de la particule. De plus, les propriétés de surface des particules déterminent les forces de cohésion interparticulaires et donc la capacité d'une poudre à se disperser et à se désagréger sous l'action d'un flux inspiratoire généré à travers un dispositif DPI.

L'impact de l'ensemble de ces paramètres sur la capacité de la poudre à être dispersée et désagrégée est mesuré à l'aide d'un impacteur MsLI dont les résultats sont repris dans la **Table 18** et la **Figure 18**. En effet, cette technique permet de déterminer d'une part le profil de déposition *in vitro* caractérisé par la fraction FPF (%) et la dose FPD (mg). D'autre part, cette technique permet de déterminer la distribution de taille aérodynamique des poudres sèches qui est caractérisée par le diamètre MMAD. Le recouvrement du témozolomide à partir des différentes fractions analysées, du dispositif d'inhalation jusqu'au filtre de l'impacteur MsLI, était compris entre 79 et 95% de la dose nominale mise dans la gélule.

À première vue, les formulations F1 et F2 présentaient les meilleures valeurs de facteurs FPF, FPD et MMAD, c'est-à-dire des valeurs de déposition élevées (FPF et FPD) et des valeurs de taille aérodynamique faibles (MMAD) tout en restant comprises entre 1 et 5 μm. En comparaison, les performances aérodynamiques des formulations F3 et F4 étaient les moins intéressantes en termes de facteurs FPF, FPD et MMAD.

Pour mieux comprendre les éléments qui ont influencé les propriétés aérodynamiques des poudres sèches qui ont été élaborées, les résutats des évaluations aérodynamiques sont comparés aux résultats d'analyse granulométrique par diffraction laser repris dans la **Table 18**.

Table 18 : *Caractéristiques de taille des particules des poudres sèches pour inhalation F1, F2, F3 et F4. Le pourcentage de particules de taille inférieure ou égale à 5μm (%) et le diamètre médian d (v ; 0,5)(μm) repris de la Table 18. Le FPF(%), le FPD (mg) et le MMAD (μm) ont été déterminés par un impacteur à cascade multi-étage (MsLI) à un débit d'air de 100 l/min pendant 2,4 secondes avec un dispositif d'inhalation Axahaler® (moyenne ± écart-type, n=3).*

	Caractéristiques de taille				
	Par diffraction de la lumière laser		Par un MsLI		
	% ≤ 5 μm (%)	d (v; 0,5) (μm)	FPF (%)	FPD (mg)	MMAD (μm)
F1	99,17 ± 0,07	1,65 ± 0,01	49 ± 4	12 ± 1	2,9 ± 0,3
F2	97,7 ± 0,4	1,77 ± 0,07	51 ± 2	12 ± 1	3,1 ± 0,2
F3	76 ± 3	1,97 ± 0,09	26 ± 2	5,6 ± 0,4	4,57 ± 0,04
F4	72 ± 2	2,75 ± 0,09	41 ± 4	9,0 ± 0,8	3,8 ± 0,2

Tout d'abord, la taille des particules constituant chaque poudre sèche augmentait suivant la proportion d'excipient ajouté. Les particules de la formulation F1 (sans excipient) présentaient la taille la plus faible avec un diamètre médian d (v ; 0,5) de 1,65 μm. Dans la formulation F2, la présence d'un enrobage lipidique représentant 4% du poids de témozolomide, provoquait une faible augmentation de la taille des particules avec une valeur de diamètre d (v ; 0,5) de 1,77 μm. Finalement les formulations F3 et F4 présentaient l'augmentation de taille la plus conséquente avec des valeurs de diamètre d (v ; 0,5) respectifs de 1,97 et de 2,75 μm. Les formulations F3 et F4 étaient constituées d'une quantité d'excipients représentant 23 et 29% du poids de témozolomide, respectivement. Pour les formulations F2, F3 et F4, l'augmentation de taille due à l'ajout d'excipient semble impliquer l'augmentation relativement marquée de la valeur du diamètre aérodynamique MMAD. Cependant, d'autres facteurs que la taille géométrique peuvent influencer le diamètre MMAD tels que la densité, la sphéricité ou l'état d'agrégation des particules. Nous observons d'ailleurs que la formulation F4, dont le diamètre géométrique était le plus élevé, présentait un diamètre MMAD inférieur à celui de la formulation F3 alors que celui-ci avait un diamètre géométrique sensiblement plus petit. Pour la formulation F4, un ou plusieurs autres facteurs semblent donc influencer la distribution aérodynamique des particules.

La différence des propriétés aérodynamiques de ces deux formulations pourrait s'expliquer soit par une diminution de la densité des particules, soit par l'augmentation de leur sphéricité ou encore par la diminution de l'état d'agrégation des particules de la formulation F4 par rapport à la formulation F3, ou enfin, par la combinaison de ces différents facteurs. En effet, l'enrobage des particules, étant obtenu après atomisation des suspensions dans lesquelles l'agent d'enrobage - le lactose - était solubilisé dans le véhicule liquide, provoquaient la formation d'une structure poreuse autour des particules de témozolomide. Dès lors, les particules de la formulation F4 ayant un enrobage poreux plus épais avec une proportion de lactose plus importante présentera un diamètre géométrique plus important mais avec une densité plus faible que les particules de la formulation F3. De plus, comme les particules de la formulation F4 possèdent un enrobage plus épais, cette différence pourrait aussi augmenter légèrement la sphéricité des particules de la formulation F4 par rapport aux particules de la formulation F3. Enfin, du point de vue de l'agrégation, l'enrobage des particules de la formulation F4 contenait une quantité de lactose plus importante par rapport aux phospholipides que l'enrobage de la formulation F3. Ces phospholipides de faible température de fusion peuvent favoriser le collage des particules et augmenter ainsi l'agrégation des particules.

Les **Figures 16** et **17** reprennent les images de microscopie électronique à balayage qui nous ont permis d'évaluer visuellement la taille, la morphologie et l'état d'agrégation au repos des particules des différents échantillons de poudre et qui nous ont aidé dans l'interprétation des résultats.

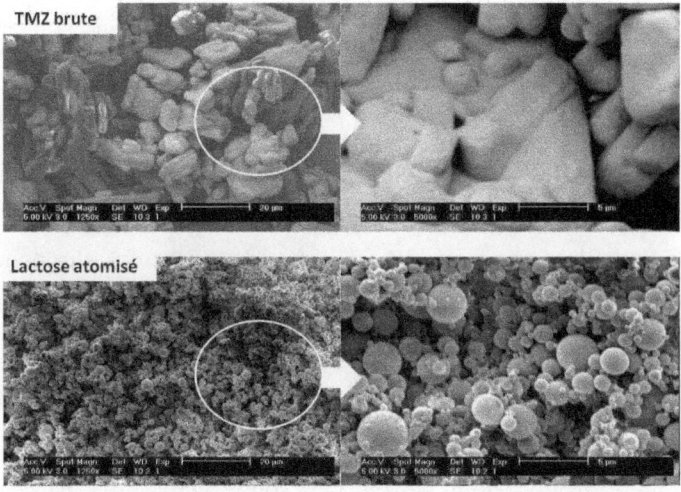

Figure 16 : *Photographies de microscopie électronique à balayage du témozolomide brute et d'un échantillon de lactose atomisé dans les mêmes conditions que pour les formulations F3 et F4, à des grossissements de 1250× (barre = 20μm) et 5000× (barre = 5μm), respectivement.*

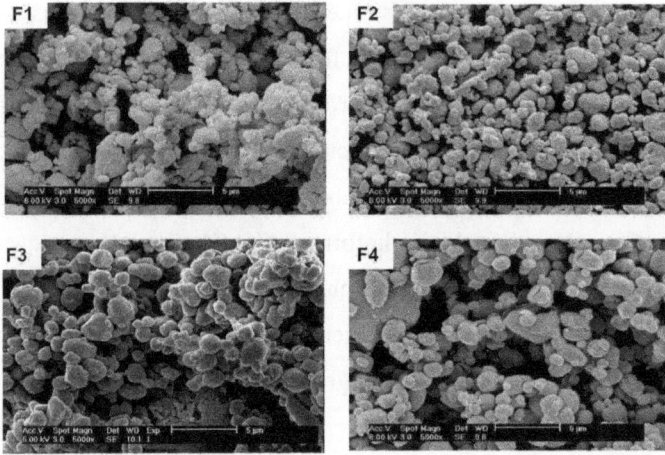

Figure 17 : *Photographies de microscopie électronique à balayage des poudres sèches pour inhalation F1, F2, F3 et F4 à un grossissement de 5000× (barre=5μm).*

Ces images montrent tout d'abord que les particules constituant les poudres sèches pour inhalation étaient plus petites et plus sphériques que les particules de témozolomide de départ (témozolomide brute). Le processus de fabrication des poudres sèches pour inhalation (réduction de taille et atomisation) nous a donc permis de moduler à la fois la morphologie, en les rendant plus sphériques, et la taille des particules. Cette sphéricité est accentuée pour les formulations pour lesquelles un enrobage a été élaboré autour des particules, et ce d'autant plus que l'épaisseur de l'enrobage appliqué est importante (particules moins sphériques pour la formulation F2 où un fin enrobage lipidique a été élaboré versus des particules plus sphériques pour les formulations F3 et F4 avec un enrobage plus épais à base de lactose (**Figure 16** et **17**)). Lors du processus d'atomisation des suspensions de témozolomide où les composants de l'enrobage ont été dissous dans le milieu dispersant, les fines gouttelettes formées lors de l'étape de pulvérisation vont sécher instantanément, permettant ainsi la formation d'un « manteau » solide autour des particules de témozolomide. La forme finale des particules sera influencée par la forme des gouttelettes obtenues lors de la pulvérisation des suspensions, par l'épaisseur de l'enrobage et par la forme des particules de témozolomide avant l'étape d'enrobage. Logiquement, plus l'enrobage sera épais, plus la particule sera sphérique. Les images

128

de microscopie électronique à balayage montrent clairement la capacité du matériau d'enrobage (en l'occurrence le lactose) à former des particules sphériques lorsque le procédé d'atomisation est réalisé à partir d'une solution contenant cette substance à l'état dissoute (**Figure 16**). Ces images confirment également l'augmentation de taille suivant la quantité d'excipients ajoutée et montrent également un état d'agrégation plus faible pour la formulation F2 à base d'un fin enrobage lipidique par rapport aux formulations F1, F3 et F4 (**Figure 17**). La modification des propriétés de surface à l'aide d'un enrobage lipidique peut diminuer les forces de cohésion rencontrées entre les particules. La diminution de ces forces se répercutera par la suite sur les propriétés de dispersion et de désagrégation qui détermineront la déposition dans les poumons.

Les profils de déposition des différentes poudres sèches pour inhalation F1, F2, F3 et F4 aux différents étages de l'impacteur MsLI sont repris dans la **Figure 18**.

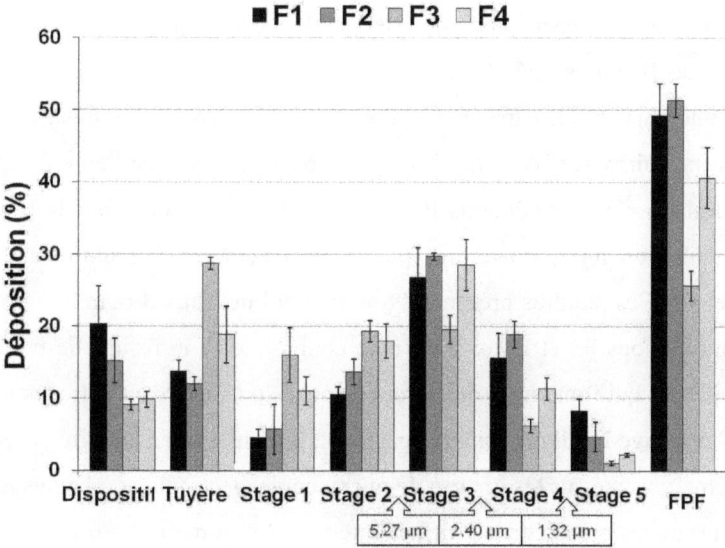

Figure 18 : *Profil de déposition in vitro et fractions FPF(%) des poudres sèches pour inhalation F1, F2, F3 et F4 déterminé avec un impacteur MsLI relié à un dispositif d'inhalation Axahaler® (100l/min, 2,4 secondes, gélule d'hypromellose N°3 contenant 20 mg de formulation de poudre sèche pour inhalation) (moyenne ± écart-type, n=3). Les diamètres aérodynamiques de coupure (µm) de l'étage 2, 3 et 4 sont indiqués en bleu.*

Les formulations F1 et F2 présentent les meilleures caractéristiques aérodynamiques avec une déposition minimale dans la tuyère d'admission, l'étage 1 et l'étage 2 qui simulent respectivement la gorge et la trachée. Pour ces deux formulations, près de 50% de la dose nominale se dépose, dans les étages 3, 4 et 5 qui simulent la déposition dans la zone conductrice (de la fin de la trachée jusqu'aux bronchioles terminales) pour l'étage 3, et la zone respiratoire (des bronchioles respiratoires jusqu'aux sacs alvéolaires) pour les étages 4 et 5. Comme signalé précédemment, ce pourcentage correspond grossièrement à la fraction FPF. En effet, il est important de rappeler que les tumeurs pulmonaires peuvent se retrouver dans la zone conductrice ou dans la zone respiratoire. De plus, les agents antinéoplasiques, dont le témozolomide, peuvent exercer des effets locaux suivant leur nature et leur concentration. Il est donc important de minimiser leur déposition dans les zones telles que la gorge ou la trachée où ces substances n'exerceraient que des effets indésirables qui pourraient se manifester par exemple par de l'irritation déclenchant de la toux. Les valeurs des fractions FPFs liées aux formulations F1 et F2 sont les plus élevés, ce qui révèle une plus grande capacité de la poudre à être désagrégée sous l'effet du flux d'air à travers le dispositif Axahaler®. Cette propension à une meilleure désagrégation par comparaison aux formulations F3 et F4 semble s'expliquer par la présence de forces de cohésion interparticulaires plus faibles pour les formulations de poudre sèche F1 et F2. Ces poudres présentent tout d'abord des taux d'humidité plus faibles que les formulations F3 et F4 et il est bien connu que l'eau résiduelle participe aux forces capillaires qui font partie des forces de cohésion s'exerçant entre les particules. De plus, l'enrobage lipidique semble également présenter moins d'agrégation comme cela a pu être constaté sur les images de microscopie électronique à balayage (**Figure 17**). À nouveau, les propriétés de surface interviennent fortement sur la cohésion et la capacité d'une poudre à être dispersée et à être désagrégée. En revanche, les formulations F3 et F4 présentent de moins bons profils de déposition par rapport aux formulations F1 et F2. Cela semble s'expliquer par la relativement grande proportion de phospholipides de faible température de fusion (T_{fusion} 1,2-dilauroyl-sn-glycero-3-

phosphocholine : ~47°C ; T$_{fusion}$ 1,2-dimirystoyl-sn-glycero-3-phosphocholine : ~49°C) par rapport aux formulations F1 et F2. Ces phospholipides sont nécessaires pour stabiliser la suspension aqueuse de témozolomide lors du processus de réduction de taille. Ces phospholipides de faible température de fusion ont tendance à favoriser le collage des particules lors de l'étape d'atomisation. C'est pourquoi deux proportions différentes de lactose ont été ajoutées dans le but de diminuer cet effet. Il semble que la proportion de lactose ajoutée dans la formulation F4 (134% (m/m) par rapport au poids des phospholipides) est plus adéquate que la quantité de lactose ajoutée dans la formulation F3 (86% (m/m) par rapport au poids des phospholipides). Cependant, malgré la très grande proportion de lactose ajoutée dans la formulation F4, cette formulation montre des profils de déposition moins bons que pour les formulations F1 ou F2 (**Figure 18**).

4.   Évaluation des profils de dissolution

Après que les particules se soient déposées dans les poumons, la substance active doit se dissoudre pour pouvoir exercer son activité envers les cellules cancéreuses avant d'être éliminée par les mécanismes de clairance du tractus respiratoire. Comme nous l'avons vu précédemment dans la section introductive, les mécanismes d'élimination des particules déposées dans le tractus respiratoire sont l'escalier mucociliaire pour la zone conductrice, les macrophages pour la zone respiratoire et l'absorption systémique suite à leur dissolution dans le tractus respiratoire.

Les agents antinéoplasiques sont des substances qui présentent en général des problèmes de solubilité dans l'eau. La substance utilisée dans notre travail, le témozolomide est elle aussi caractérisée par une faible solubilité dans l'eau avec environ 3 mg dissous dans 1 ml à température ambiante (peu soluble dans l'eau).

La dissolution des agents antinéoplasiques à partir des poudres sèches pour inhalation est une évaluation primordiale pour déterminer leur disponibilité locale et optimiser l'administration de ce type de substance dans le poumon, surtout au vu du faible volume de liquide (environ 10-20 ml/100m^2) disponible à ce niveau [Son et Coll., 2011]. En revanche, les poumons présentent une grande surface de déposition et des phospholipides composent le surfactant pulmonaire, ce qui représente deux facteurs favorisant la dispersion des particules et leur dissolution.

Actuellement, aucune méthode de dissolution n'est disponible pour des formulations de poudre sèche pour inhalation dans les différentes pharmacopées, qu'elles soient européennes, américaines ou japonaises. En revanche, des tests de dissolution parfaitement standardisés y sont spécifiés et sont utilisés depuis de nombreuses années pour évaluer les formes orales solides, les dispositifs transdermiques, les gélules molles, les gommes à mâcher médicamenteuses ou les formes solides lipophiles telles que les suppositoires. En effet, ces tests de dissolution *in vitro* sont très utiles car ils permettent de déterminer la cinétique de dissolution de la substance active au cours du temps dans des conditions les plus proches des conditions physiologiques et, par conséquent, de prédire le profil de dissolution *in vivo* de la substance active contenue dans une formulation.

Concernant les poudres sèches pour inhalation, plusieurs chercheurs se sont penchés sur la question et plusieurs d'entre-eux ont suggéré différentes méthodes mais à l'heure actuelle aucune d'entre elles n'a encore été adoptée par les pharmacopées [Son et coll., 2011]. Pour résumer le développement de ces différentes méthodes, les poudres sèches pour inhalation ont tout d'abord été dispersées telles quelles dans un appareil de dissolution à palette (type II) ou à panier (type I) de la pharmacopée européenne ou américaine. Cependant, les poudres étant micronisées, la dispersion homogène de celles-ci se faisait très difficilement et des problèmes de collage étaient fréquemment observés sur les parois des bains, les palettes ou les paniers, ce qui perturbait fortement le test de dissolution. Dès lors, différentes méthodes ont été mises au point [Son et coll., 2011]. La plupart impliquaient l'impaction des particules à l'aide d'un impacteur sur un système de filtre ou de plateau recouvert d'une membrane maintenue par un système de cerclage [Son et coll., 2011]. Cela dans le but d'uniformiser la dispersion de la poudre sur une surface et de diminuer ainsi les problèmes d'agrégation des poudres. Par la suite, ce système de récupération de poudre était soit plongée dans un bain de dissolution (appareil de type II) soit mise en contact avec un système à flux continu (appareil de type IV) ou soit mise en contact avec une cellule de diffusion horizontale [Davies et Feddah, 2003 ; Cook et coll., 2005 ; Son et McConville, 2009 ; Son et coll., 2011]. Le milieu de dissolution utilisé était soit de l'eau, soit un tampon phosphate, soit un fluide de composition proche du liquide pulmonaire avec ou sans ajout de dipalmitoyl phosphatidylcholine qui est l'un des principaux constituants du surfactant pulmonaire [Davies et Feddah, 2003 ; Cook et coll., 2005 ; Son et McConville, 2009].

Pour notre travail, nous avons utilisé une méthode de dissolution pour les formes inhalées décrite par Son et coll. au cours d'un congrès international (DDL Poster 2009) qui est une méthode optimisée par rapport à une méthode décrite par les mêmes auteurs dans un de leur précédent travail [Son et McConville, 2009]. Tel que recommandé par cette étude, une sélection préalable suivant leur diamètre d_{ae} a été effectuée à l'aide d'un impacteur NGI pour sélectionner une fraction définie de fines particules à partir de la poudre sèche qui se retrouvera théoriquement dans les poumons. Cette séparation préalable permet de délimiter une surface de déposition bien définie et de limiter les variations dues à la distribution de taille des particules sur les profils de dissolution. La sélection a été faite sur l'étage de l'impacteur où la déposition était la plus grande, en ne considérant que les étages correspondant à la déposition des particules possédant un diamètre d_{ae} inférieur ou égal à 5 µm (étage 3, 4, 5, 6 ou 7). Dans notre cas, l'étage 3 a été sélectionné avec un pourcentage de déposition par rapport à la dose nominale qui était d'environ 15-20% pour les formulations F1 et F2 et d'environ 10-15% pour les formulations F3 et F4. Dans les conditions d'utilisation de l'impacteur, les particules récoltées à l'étage 3 possèdent un diamètre d_{ae} compris entre 2,82 et 4,46 µm. Ensuite le plateau sur lequel était impactée la dose était extrait de la cupule et était recouvert d'une membrane de polycarbonate qui était fixée à l'aide d'un cercleur (section matériel et méthode II.4.).

Dans ce système, de l'air était piégé sous la membrane et limitait à certains endroits le contact entre les particules des poudres sèches pour inhalation et le liquide de dissolution. Par conséquent, la concentration déterminée après 180 minutes de test était considérée comme étant la concentration maximale (100% dissous), ceci afin de minimiser l'influence de la surface occupée par l'air. Une seule décharge a été effectuée lors de l'étape de sélection de la poudre pour permettre d'impacter les particules de poudre sur une seule couche. Le milieu de dissolution utilisé était le liquide simulant le fluide pulmonaire fixé à pH 5,0 plutôt que pH 7,4 pour garantir la stabilité du témozolomide pendant toute la durée du test de dissolution. Il est important de noter que la solubilité du témozolomide est indépendante du pH comme nous l'avons vu dans l'étude de pré-formulation (Chapitre 1 : section II.2.). La stabilité du témozolomide diminue au-dessus de pH 6,0 à partir duquel cette substance est hydrolysée en MTIC. L'évaluation de la stabilité du témozolomide en solution a montré que 0,8%, 12% et 66% du témozolomide (par rapport à la quantité de départ) était hydrolysé après 180 min à 37°C à pH 5,0 ; 6,0 et 7,4, respectivement (**Table 10**).

Les profils de dissolution obtenus avec les poudres sèches pour inhalation sont repris dans la **Figure 19**. Les différents profils étaient similaires au profil obtenu avec la formulation F1. Cela est démontré par le facteur f_2 qui était supérieur à 50 (f_2 = 76, 74 et 71 pour les formulations F2, F3 et F4, respectivement). La similitude des profils de dissolution peut s'expliquer par la petite taille des particules et par la nature poreuse de l'enrobage, et enfin par l'épaisseur relativement limitée des enrobages appliqués autour des particules de témozolomide. En effet, les enrobages ne semblent pas augmenter ou diminuer significativement la libération du témozolomide à partir des poudres sèches en comparaison aux particules ne possédant aucun enrobage (formulation F1). De plus, le profil de dissolution obtenu pour la formulation F1 semble même être légèrement plus lent au niveau des 15 premières minutes du test, que les profils obtenus pour les formulations contenant des particules enrobées. Les enrobages contiennent des substances hydrophiles (lactose pour les formulations F3 et F4) ou amphiphiles (phospholipides pour les formulations F2, F3 et F4) qui peuvent favoriser la mouillabilité des particules. Néanmoins, cet effet n'est pas suffisant pour observer un effet significatif sur le profil de dissolution. Les profils de dissolution montrent une libération très rapide du témozolomide à partir des quatre formulations de poudre sèche où plus de 75% du témozolomide est libéré en moins de 10 minutes.

Profil de libération du témozolomide

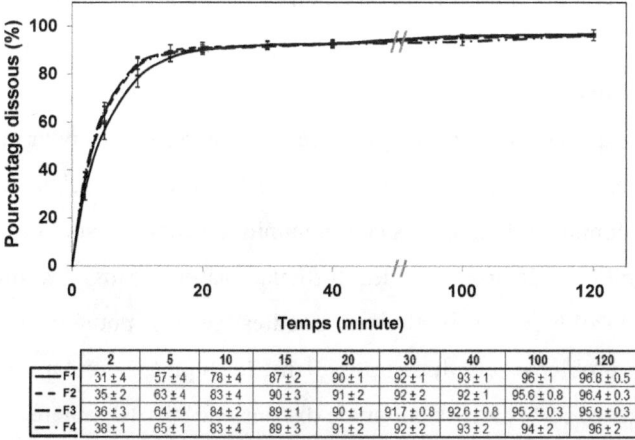

	2	5	10	15	20	30	40	100	120
F1	31 ± 4	57 ± 4	78 ± 4	87 ± 2	90 ± 1	92 ± 1	93 ± 1	96 ± 1	96.8 ± 0.5
F2	35 ± 2	63 ± 4	83 ± 4	90 ± 3	91 ± 2	92 ± 2	92 ± 1	95.6 ± 0.8	96.4 ± 0.3
F3	36 ± 3	64 ± 4	84 ± 2	89 ± 1	90 ± 1	91.7 ± 0.8	92.6 ± 0.8	95.2 ± 0.3	95.9 ± 0.3
F4	38 ± 1	65 ± 1	83 ± 4	89 ± 3	91 ± 2	92 ± 2	93 ± 2	94 ± 2	96 ± 2

Figure 19 : Profils de dissolution du témozolomide à partir des poudres sèches pour inhalation formulations F1, F2, F3 et F4. Ces profils ont été déterminés après impaction des particules ayant un diamètre d_{ae} compris entre 2,82 et 4,46 µm à l'aide d'un impacteur NGI connecté à un dispositif d'inhalation Axahaler® à 60 l/min pendant 4 secondes et contenant une gélule d'hypromellose avec une quantité de poudre permettant de déposer 5 mg de témozolomide sur le plateau. Ce plateau était ensuite recouvert d'une membrane et l'ensemble était scellé par un anneau de cerclage avant d'être plongé dans une cellule de dissolution contenant 300 ml de liquide simulant le fluide pulmonaire à pH 5,0 à 37°C avec une vitesse de rotation des palettes de 75 tpm. La courbe reprend le pourcentage moyen ± écart-type (n = 3) du témozolomide dissous à partir des poudres sèches en fonction du temps.

Le test de dissolution a été effectué pour la formulation F1 avec du liquide simulant le fluide pulmonaire avec et sans dipalmitoyl phosphatiylcholine (0,02% m/v) qui est le composant majeur du surfactant pulmonaire (environ 40%). Les profils de dissolution obtenus ne montrent pas de différence significative, avec un facteur de similitude de $f_2 = 68$ ce qui semble montrer que le témozolomide ne présente pas de problème de mouillabilité.

Dès lors, nous pouvons estimer que les excipients ajoutés n'influencent pas les profils de dissolution du témozolomide à partir des poudres sèches pour inhalation dans les conditions expérimentales adoptées *in vitro*. Néanmoins, le témozolomide qui est une substance peu soluble dans l'eau ne devrait pas présenter de problèmes de dissolution au niveau pulmonaire lorsqu'il est formulé sous forme de poudre micronisée.

III.   Conclusions

Cette étude a montré qu'il est possible de produire des poudres sèches pour inhalation contenant des hautes teneurs en témozolomide (de 70 à 100%). L'état cristallin inchangé du témozolomide et la faible teneur en humidité résiduelle sont des facteurs favorisant une stabilité à long terme des formulations. De plus, les profils de dissolution du témozolomide à partir des poudres sèches pour inhalation ne présentent pas de problème de dissolution dans le liquide simulant le fluide pulmonaire avec plus de 75% du témozolomide dissous endéans 10 minutes. En effet, cette substance est une molécule peu soluble dans l'eau qui ne présente pas de problème de dissolution dans le liquide simulant le fluide pulmonaire pour des particules présentant un diamètre d_{ae} compatible avec la déposition pulmonaire. De plus, de bonnes propriétés aérodynamiques étaient observées pour les différentes formulations mais avec des meilleurs résultats pour les formulations sans enrobage (formulation F1) ou avec un fin enrobage lipidique (formulation F2). En effet, la fraction FPF pour ces formulations était de 50%, c'est-à-dire que la moitié de la dose chargée dans la gélule se retrouve théoriquement dans les poumons. De plus, les teneurs en témozolomide pour les formulations F1 et F2 sont de 100% et 96%, respectivement. Par conséquent, on pourrait envisager d'utiliser ces formulations pour délivrer, à l'aide du dispositif Axahaler®, de très hautes doses de témozolomide (réparties en plusieurs gélules ou unités) dans les poumons des patients atteints de tumeurs pulmonaires.

CONCLUSION GÉNÉRALE ET PERSPECTIVES

La voie pulmonaire comme voie localisée a été envisagée dans le cadre des tumeurs pulmonaires qu'elles soient primaires ou secondaires. Le but est de pallier les principales problématiques rencontrées avec les traitements conventionnels qui sont composés de molécules pro-apoptotiques administrées par voie systémique (par voie orale ou iv).

> **Le témozolomide et les tumeurs pulmonaires**

L'objectif de la première partie de notre travail a évalué la possibilité de localiser le traitement au niveau des poumons avec un agent antinéoplasique, le témozolomide, qui possède un mécanisme d'action différent des agents pro-apoptotiques utilisés actuellement en clinique. Dans le cadre de notre travail, nous avons testé le témozolomide sur des lignées cellulaires de cancer humain NSCLC, de glioblastome humain et de mélanome murin. La lignée de mélanome murin était également utilisée pour générer les pseudo-métastases pulmonaires chez la souris. L'efficacité du témozolomide était du même ordre de grandeur sur les cellules de cancer NSCLC que sur les cellules de mélanome murin au bout de trois jours d'exposition (**Figure 9**). Au bout de 6 jours d'exposition, il y avait un effet légèrement augmenté pour les cellules du cancer NSCLC mais pas de manière aussi marquée que pour le glioblastome (**Figure 9**). Ces résultats laissent penser que le témozolomide pourrait lui aussi apporter un bénéfice thérapeutique dans le cadre du cancer NSCLC. Au cours de l'investigation pré-clinique effectuée dans le cadre de ce travail, le témozolomide a montré qu'il présentait une activité antitumorale significative, qu'il soit administré de manière localisée (voie inhalée) ou conventionnelle (voie iv) sur un modèle pré-clinique de pseudo-métastases obtenues suite à l'injection de cellules de mélanome murin B16F10 dans la veine caudale des souris. Le témozolomide a montré *in vitro* une efficacité sur les cellules de mélanome murin B16F10 comparable ou inférieure à l'efficacité observée sur les cellules de cancer humain de NSCLC ou de glioblastomes. Cette étude a montré que le témozolomide était au moins aussi efficace lorsqu'il était administré par la voie inhalée que lorsqu'il était administré par la voie iv, avec le bénéfice supplémentaire d'obtenir 11% (3/27) de souris « longues-survivants » pour le groupe traité par inhalation trois fois par semaine pendant trois semaines consécutives (**Figure 13**). Cependant, malgré une efficacité similaire en termes de médiane de survie et une efficacité augmentée en termes de « long-survivants », aucune réduction de dose ou de posologie n'avait pu être obtenue malgré la localisation du traitement.

Au niveau de la toxicité, le témozolomide est une molécule qui est généralement bien tolérée et qui ne présente pas de toxicité pulmonaire lorsqu'elle est délivrée par la voie systémique. De plus, lors de notre investigation pré-clinique, la dose maximale tolérée n'a pas pu être déterminée car elle était supérieure à 160 mg de témozolomide par kg de poids corporel qui était la dose testée la plus élevée. Enfin, aucun signe de toxicité n'a pu être mis en évidence en termes de perte de poids lors de l'évaluation de l'activité antitumorale sur le modèle de pseudo-métastases pulmonaires (**Figure 13A**).

> **Les poudres sèches pour inhalation délivrées par des dispositifs DPIs (*Dry Powder Inhalers*) dans l'administration pulmonaire d'agents antinéoplasiques**

Comme discuté dans la partie de ce manuscrit décrivant la stratégie scientifique, les formulations de poudre sèche pour inhalation délivrées par des dispositifs DPIs présentent de nombreux avantages par rapport aux formulations liquides délivrées par des dispositifs de type nébuliseurs dans l'application des agents antinéoplasiques délivrés par la voie inhalée contre les tumeurs pulmonaires. Le choix du dispositif DPI est important car il va intervenir dans la génération de l'aérosol de poudre sèche. Pour ce faire, nous avons choisi un dispositif unidose où la dose de poudre sèche pour inhalation est contenue dans une gélule qui devra être percée pour permettre à la poudre d'être inhalée par le patient. De plus, nous avons choisi un dispositif de faible résistance étant donné que les patients atteints de tumeurs pulmonaires peuvent présenter des capacités respiratoires affaiblies.

Notre travail a démontré qu'il était possible d'élaborer des formulations de poudre sèche pour inhalation à haute teneur en témozolomide destinées à l'usage humain et de les délivrer à l'aide d'un dispositif DPI de faible résistance. Nos meilleures formulations de poudre sèche pour inhalation correspondent aux formulations F1 et F2 qui étaient respectivement constituées de particules de témozolomide micronisées sans enrobage ou recouvertes d'un fin enrobage lipidique. Ces deux formulations présentaient une aérolisation des poudres à l'aide d'un dispositif d'inhalation Axahaler® qui permettait de déposer théoriquement 50% de la dose contenue dans la gélule dans les poumons et de déposer théoriquement une relativement faible fraction au niveau de la sphère pharyngée (10-15%) et de la trachée (5%) (**Figure 18**). En effet, aucun effet thérapeutique n'est recherché au niveau des voies respiratoires supérieures. Il est donc important d'avoir la déposition minimale à ce niveau-là étant donné que des effets indésirables locaux pourraient se manifester au vu des effets locaux recensés dans les études cliniques de phase I [Veschraegen et coll., 2004 ; Otterson et coll., 2007 ; Wittgen et coll., 2007]. De plus, ces formulations présentaient une teneur élevée en témozolomide (de 96 à 100%). Le témozolomide au sein de ces formulations se trouvait sous forme cristalline et les poudres présentaient une faible humidité résiduelle ce qui favorise la stabilité à long terme de la substance active et des formulations. De plus, toutes les formulations élaborées ne présentaient pas de problèmes de dissolution dans le liquide simulant le fluide pulmonaire étant donné que plus de 75% du témozolomide étaient dissous endéans les dix premières minutes du test de dissolution adapté aux formulations de poudres pour inhalation (**Figure 19**).

Pour conclure, la formulation d'agents antinéoplasiques pour la voie pulmonaire est une voie prometteuse qui nécessite une meilleure compréhension des mécanismes de clairance et de solubilisation des particules dans les poumons en vue d'optimiser les formulations de poudre sèche pour inhalation à base d'agents antinéoplasiques. En effet, les perspectives de ce travail seraient de développer des formulations capables d'échapper aux principaux mécanismes de clairance sans provoquer de phénomènes inflammatoires tout en contrôlant la libération de l'agent antinéoplasique qui serait contenu dans des vecteurs possédant une affinité accrue envers les cellules cancéreuses.

BIBLIOGRAPHIE

Adonizio C.S., Babb J.S., Maiale C., Huang C., Donahue J., Millenson M.M., Hosford M., Somer R., Treat J., Sherman E., Langer C.J., Temozolomide in non-small-cell lung cancer: preliminary results of a phase II trial in previously treated patients. Clin Lung Cancer 2002; 3: 254-258.

Alberg A.J., Ford J.G., Samet J.M., Epidemiology of lung cancer: ACCP evidence-based clinical practice guidelines (2nd Edition). Chest 2007; 132: 29S-55S.

Altiere R.J., Thompson D.C., Physiology and pharmacology of the airways. In: Hickey A.J. (Ed.), Inhalation aerosols – Physical and biological basis for therapy - Second edition. Informa Healthcare, New York, 2007, pp 83-126.

Anderson P.J., History of aerosol therapy: liquid nebulization to MDIs to DPIs. Respir Care 2005; 50: 1139-1150.

Atkins P.J., Crowder T.M., The design and development of inhalation drug delivery systems. In Hickey A.J. (Ed.), Pharmaceutical inhalation aerosol technology – Second edition. Marcel Dekker , New York, 2004, pp 279-309.

Bell D.W., Lynch T.J., Haserlat S.M., Harris P.L., Okimoto R.A., Brannigan B.W., Sgroi D.C., Muir B., Riemenschneider M.J., Iacona R.B., Krebs A.D., Johnson D.H., Giaccone G., Herbst R.S., Manegold C., Fukuoka M., Kris M.G., Baselga J., Ochs J.S., Haber D.A., Epidermal growth factor recepteur mutations and gene amplification in non-small-cell lung cancer: molecular analysis of the IDEAL/INTACT gefitinib trials. J Clin Oncol 2005; 23: 8081-8092.

Bergot E., Richard N., Zalcam G., Mechanisms of action of targeted therapies…and mechanisms of resistance. Rev Mal Respir 2007; 24:6S 180-187.

Brambilla E., Travis W.D., Colby T.V., Corrin B, Shimosato Y., The new World Health Organization classification of lung tumours. Eur Resp J 2001; 18: 1059-1068.

Bruyère C., Lonez C., Duray A., Cludts S., Ruysschaert J.M., Saussez S., Yeaton P., Kiss R., Mijatovic T., Considering temozolomide as a novel potential treatment for esophageal cancer. Cancer 2011; 117: 2004-2016.

Caporal-Gautier J., Nivet J.M., Algranti P., Guilloteau M., Histe M., Lallier M., N'Guyen-Huu J.J., Russotto R., Guide de validation analytique - Rapport d'une commission SFSTP I. Méthodologie. S.T.P. Pharma Pratiques 1992; 2: 205-226.

Carter C.A., Waud W.R., Plowman J., Responses of human melanoma, ovarian, and colon tumour xenografts in nude mice to oral temozolomide. Proc Amer Assoc Cancer Res 1994; 35: 297.

Casson A.G., Tammemagi M., Eskandarian S., Redson M., McLaughlin J., Ozcelik H., p53 alterations in oesophageal cancer: association with clinicopathological features, risk factors, and survival. Mol Pathol 1998; 51: 71-79.

Chamogeorgakis T., Leromonachos C., Georgiannakis E., Mallios D., Does lobectomy achieve better survival and recurrence rates than limited pulmonary resection for T1N0M0 non-small cell lung cancer patients? Interact Cardiovasc Thorac Surg 2009; 8: 364-372.

Choong N.W., Mauer A.M., Hoffman P.C., Rudin C.M., Winegarden J.D. 3rd, Villano J.L., Kozloff M., Wade J.L. 3rd, Sciortino D.F., Szeto L., Vokes E.E., Phase II trial of temozolomide and irinotecan as second-line treatment for advanced non-small cell lung cancer. J Thorac Oncol 2006; 1: 245-251.

Clinicaltrials, 2011. *http://www.clinicaltrials.gov*

Cohen M.H., Williams G.A., Sridhara R., Chen G., McGuinn W.D., Morse D., Abraham S., Rahman A., Liang C., Lostritto R., Baird A., Pazdur R., United States Food and Drug Administration Drug Approval Summary: Gefitinib (ZD1839; Iressa) tablets. Clin Cancer Res 2004; 10: 1212-1218.

Cook R.O., Pannu R.K., Kellaway I.W., Novel sustained release microspheres for pulmonary drug delivery. J Control Release 2005; 104: 79-90.

Courrier H.M., Butz N., Vandamme T.F., Pulmonary drug delivery systems: recent developments and prospects, Crit Rev Ther Drug Carrier Syst 2002; 19: 425-498.

D'Amico T.A., Harpole D.H. Jr. Molecular biology of esophageal cancer. Chest Surg Clin N Am 2000;10: 451-469.

Dario A., Tomei G., The safety of the temozolomide in patients with malignant glioma. Curr Drug Saf 2006; 2: 205-222.

Davies N.M., Feddah M.R., A novel method for assessing dissolution of aerosol inhaler products. Int J Pharm 2003; 255: 175-187.

de Bruin E.C., Medema J.P., Apoptosis and non-apoptotic deaths in cancer development and treatment response. Cancer Treat Rev 2008; 34: 737-749.

Detterbeck F.C., Boffa D.J., Tanoue L.T., The new lung cancer staging system. Chest 2009; 136: 260-271.

Dillman R.O., Herndon J., Seagren S.L., Eaton W.L. Jr, Green M.R., Improved survival in stage III non-small-cell lung cancer: seven-year follow-up of cancer and leukemia group B (CALGB) 8433 trial. J Natl Cancer Inst 1996; 88: 1210-1215.

Dimopoulou I., Bamias A., Lyberopoulos P., Dimopoulos M.A., Pulmonary toxicity from novel antineoplastic agents. Ann Oncol 2006; 17: 372-379.

Dorr R.T., Antidotes to vesicant chemotherapy extravasations. Blood Rev 1990; 4: 41-60.

Dougherty, E.R., Lotufo R.A., Hands-on Morphological Image Processing. Spie Press, Washington, 2003.

Drapier-Beche N., Fanni J., Parmentier M., Vilasi M., Evaluation of lactose crystalline forms by nondestructive analysis. J Dairy Sci 1997; 80: 457-463.

Driscoll K.E., Costa D.L., Hatch G., Henderson R., Oberdorster G., Salem H., Schlesinger R.B., Intratracheal Instillation as an exposure technique for the evaluation of respiratory tract toxicity: uses and limitations. Toxicol Sci 2000; 55: 24-35.

Dulfano M.J., Glass P., The bronchodilator effects of terbutaline: route of administration and patterns of response. Ann Allergy 1976; 37: 357-366.

E-compendium, 2011. *http://www.ecompendium.be*

El-Gendy N., Berkland C., Combination chemotherapeutic dry powder aerosols via controlled nanoparticle agglomeration. Pharm Res 2009; 26: 1752-1763.

Erhunmwunsee L., D'Amico T.A., Surgical management of pulmonary metastases. Ann Thorac Surg 2009; 88: 2052-2060.

Evans C.M., Koo J.S., Airway mucus: the good, the bad, the sticky. Pharmacol Ther 2009, 121: 332-348.

Evora C., Soriano I., Rogers R.A., Shakesheff K.N., Hanes J., Langer R., Relating the phagocytosis of microparticles by alveolar macrophages to surface chemistry: the effect of 1,2-dipalmitoylphosphatidylcholine. J Control Release 1998; 143-152.

Gagnadoux F., Pape A.L., Lemarié E., Lerondel S., Valo I., Leblond V., Racineux J.L., Urban T., Aerosol delivery of chemotherapy in an orthotopic model of lung cancer. Eur Respir J 2005; 26: 657-661.

Gagnadoux F., Hureaux J., Vecellio L., Urban T., Le Pape A., Valo I., Montharu J., Leblond V., Boisdron-Celle M., Lerondel S., Majoral C., Diot P., Racineux J.L., Lemarie E., Aerosolized chemotherapy. J Aerosol Med Pulm Drug Deliv 2008; 21: 61-70.

Gautam A., Densmore C.L., Waldrep J.C., Inhibition of experimental lung metastasis by aerosol delivery of PEI-p53 complexes. Mol Ther 2000; 2: 318-323.

Geiser M., Update on macrophage clearance of inhaled micro- and nanoparticles. J Aerosol Med Pulm Drug Deliv 2010; 23: 207-217.

Geller D.E., Aerosol antibiotics in cystic fibrosis. Respir Care 2009; 54: 658-670.

Giaccone G., Herbst R.S., Manegold C., Scagliotti G., Rosell R., Miller V., Natale R.B., Schiller J.H., Von Pawel J., Pluzanska A., Gatzemeier U., Grous J., Ochs J.S., Averbuch S.D., Wolf M.K., Rennie P., Fandi A., Johnson D.H., Gefitinib in combination with gemcitabine and cisplatin in advanced non-small-cell lung cancer: a phase III trial-INTACT 1. J Clin Oncol 2004, 22: 777-784.

Giudice E.L., Campbell J.D., Needle-free vaccine delivery. Adv Drug Deliv Rev 2006; 58: 68-89.

Gonda I., Targeting by deposition. In: Hickey A.J. (Ed.), Pharmaceutical inhalation aerosol technology - Second edition. Marcel Dekker, New York, 2004, pp 65-88.

Grantab R., Sivananthan S., Tannock I.F., The penetration of anticancer drugs through tumor tissue as a function of cellular adhesion and packing density of tumor cells. Cancer Res 2006; 66: 1033-1039.

Groneberg D.A., Witt C., Wagner U., Chung K.F., Fischer A., Fundamentals of pulmonary drug delivery. Respir Med 2003; 97: 382-387.

Han S.W., Roman J., Targeting apoptotic signaling pathways in human lung cancer. Curr Cancer Drug Targets 2010; 10: 566-574.

Hartmann J.T., Haap M., Kopp H.G., Lipp H.P., Tyrosine kinase inhibitors – a review on pharmacology, metabolism and side effects. Curr Drug Metab 2009; 10: 470-481.

Hecq J., Deleers M., Fanara D., Vranckx H., Amighi K., Preparation and characterization of nanocrystals for solubility and dissolution rate enhancement of nifedipine. Int J Pharm 2005; 299: 167-177.

Henning A., Schneider M., Nafee N., Muijs L., Rytting E., Wang X., Kissel T., Grafahrend D., Klee D., Lehr C.M., Influence of particle size and material properties on mucociliary clearance from the airways. J Aerosol Med Pulm Drug Deliv 2010; 23: 233-241.

Herbst R.S., Giaccone G., Schiller J.H., Natale R.B., Miller V., Manegold C., Scagliotti G., Rosell R., Oliff I., Reeves J.A., Wolf M.K., Krebs A.D., Averbuch S.D., Ochs J.S., Grous J., Fandi A., Johnson D.H., Gefitinib in combination with paclitaxel and carboplatin in advanced non-small-cell lung cancer: a phase III trial-INTACT 2. J Clin Oncol 2004; 22: 785-794.

Hess D.R., Nebulizers: principles and performance. Respir Care 2000; 45: 609-622.

Heyder J., Gebhart J., Scheuch G., Influence of human lung morphology on particle deposition. J Aerosol Med 1988; 1: 81-88.

Hickey A.J., Thompson D.C., Physiology of the airways. In: Hickey A.J. (Ed.), Pharmaceutical inhalation aerosol technology – Second edition. Marcel Dekker, New York, 2004 pp 1-29.

Hitzman C.J., Elmquist W.F., Wattenberg L.W., Wiedmann T.S., Development of a respirable, sustained release microcarrier for 5-fluorouracil I: In vitro assessment of liposomes, microspheres, and lipid coated nanoparticles. J Pharm Sci 2006a; 95: 1114-1126.

Hitzman C.J., Wattenberg L.W., Wiedmann T.S., Pharmacokinetics of 5-fluorouracil in the hamster following inhalation delivery of lipid-coated nanoparticles. J Pharm Sci 2006b; 95: 1196-1211.

Hitzman C.J., Elmquist W.F., Wiedmann T.S., Development of a respirable, sustained release microcarrier for 5-fluorouracil II: In vitro and in vivo optimization of lipid coated nanoparticles. J Pharm Sci 2006c; 95: 1127-1143.

Howlader N., Noone A.M., Krapcho M., Neyman N., Aminou R., Waldron W., Altekruse S.F., Kosary C.L., Ruhl J., Tatalovich Z., Cho H., Mariotto A., Eisner M.P., Lewis D.R., Chen H.S., Feuer E.J., Cronin K.A., Edwards BK (Eds.). SEER Cancer Statistic Review, 1975-2008, National Cancer Institute. Bethesda, MD, *http://seer.cancer.gov/csr/1975_2008/*, based on November 2010 SEER data submission, posted to the SEER web site, 2011.

IARC, 2008. *http://globocan.iarc.fr/factsheets/populations/factsheet.asp?uno=900*

Islam N., Gladki E., Dry powder inhalers (DPIs)-A review of device reliability and innovation. Int J Pharm 2008; 360: 1-11.

Ivey H., Roth S., Kattwinkel J., Blizzard R., Nebulization of sonicated phospholipids (Pl) for treatment of respiratory distress syndrome (Rds) of infancy. Pediatr Res 1977; 11: 573-582.

Jain K.K., Drug delivery systems – an overview. Methods Mol Biol 2008; 437: 1-50.

Jemal A., Siegel R., Xu J., Ward E., Cancer Statistics, 2010. CA Cancer J Clin 2010; 60: 277-300.

Jett J.R., Scott W.J., Rivera M.P., Sause W.T., American College of Chest Physicians, Guidelines on treatment of stage IIIB non-small cell lung cancer. Chest 2003; 123: 221S-225S.

Johnson R.O., Metter G., Wilson W., Hill G., Krementz E., Phase I evaluation of DTIC (NSC-45388) and other studies in malignant melanoma in the Central Oncology Group. Cancer Treat Rep 1976; 60: 183-187.

Kanzawa T., Germano I.M., Komata T., Ito H., Kondo Y., Kondo S., Role of autophagy in temozolomide-induced cytotoxicity for malignant glioma cells. Cell Death Differ 2004; 11: 448-457.

Kleinstreuer C., Zhang Z., Targeted drug aerosol deposition analysis for a four-generation lung airway model with hemispherical tumors. J Biomech Eng 2003; 125: 197-206.

Knight V., Koshkina N.V., Waldrep J.C., Giovanella B.C., Gilbert B.E., Anticancer effect of 9-nitrocamptothecin liposome aerosol on human cancer xenografts in nude mice. Cancer Chemother Pharmacol 1999; 44: 177-186

Koshkina N.V., Kleinerman E.S., Waidrep C., Jia S.F., Worth L.L., , Gilbert B.E., Knight V., 9-Nitrocamptothecin liposome aerosol treatment of melanoma and osteosarcoma lung metastases in mice. Clin Cancer Res 2000; 6: 2876-2880.

Koshkina N.V., Waldrep J.C , Roberts L., Golunski E., Melton S., .Knight V, Paclitaxel liposome aerosol treatment induces inhibition of pulmonary metastases in murine renal carcinoma model, Clin Cancer Res 2001; 7: 3258-3262.

Koshkina N.V., Kleinerman E.S., Aerosol gemcitabine inhibits the growth of primary osteosarcoma and osteosarcoma lung metastases. Int J Cancer 2005; 116: 458-463.

Kouroussis C., Vamvakas L., Vardakis N., Kotsakis A., Kalbakis K., Saridakis Z. Kentepozidis N., Giassas S., Georgoulias V., Continuous administation of daily low-dose temozolomide in pretreated patients with advanced non-small cell lung cancer: a phase II study. Oncology 2009;76: 112-117.

Krug S., Sablotzki A., Hammerschmidt S., Wirtz H., Seyfarth H.J., Inhaled iloprost for the control of pulmonary hypertension. Vasc Health Risk Manag 2009; 5: 465-474.

Labiris N.R., Dolovich M.B., Pulmonary drug delivery. Part I: Physiological factors affecting therapeutic effectiveness of aerosolized medications. Br J Clin Pharmacol 2003a; 56: 588-599.

Labiris N.R., Dolovich M.B., Pulmonary drug delivery. Part II: the role of inhalant delivery devices and drug formulations in therapeutic effectiveness of aerosolized medications. Br J Clin Pharmacol 2003b; 56: 600-612.

Laube B.L., The expanding role of aerosols in systemic drug delivery, gene therapy, and vaccination. Respir Care 2005; 50: 1161-1176.

Leach C.L., Approaches and challenges to use freon propellant replacements. Aerosol Sci Technol 1995; 22: 328-334.

Lefranc F., Brotchi J., Kiss R., Possible future issues in the treatment of glioblastomas : special emphasis on cell migration and the resistance of migrating glioblastoma cells to apoptosis. J Clin Oncol 2005; 23: 2411-2422.

Lefranc F., Facchini V., Kiss R., Proautophagic drugs: A novel means to combat apoptosis-resistant cancers, with a special emphasis on glioblastomas. Oncologist 2007; 12: 1395-1403.

Lesimple T., Béquec J.F., Levêque J.M., Venous access in oncology. Presse Med 1998; 27: 1694-1701.

Li J., Minnich D.J., Camp E.R., Brank A., Mackay S.L., Hochwald S.N., Enhanced sensitivity to chemotherapy in esophageal cancer through inhibition of NF-kappaB. J Surg Res 2006; 132: 112-120.

Maldonado F., Limper A.H., Lim K.G., Aubrey M.C., Temozlomide-associated organizing pneumonitis. Mayo Clin Proc 2007; 82: 771-773.

Malthaner R.A., Collin S., Fenlon D., Preoperative chemotherapy for resectable thoracic esophageal cancer. Cochrane Database Syst Rev 2006; 3: CD001556.

Marchesi F., Turriziani M., Tortorelli G., Avvisati G., Torino F., De Vecchis L., Triazene compounds: mechanism of action and related DNA repair systems, Pharmacological Res 2007; 56: 275-287.

Marieb E.N., Anatomie et physiologie humaine, DeBoeckUniversité, Canada, 1999.

Martonen T.B., Katz I.M., Deposition patterns of aerosolized drugs within human lungs: effects of ventilatory parameters. Pharm Res 1993; 10: 871-878.

Material Safety Data Sheet, Temozolomide capsules (5-20mg and 100-250mg), 2007, MSDS number: SP000314

Mathieu A., Remmelink M., D'Haene N., Penant S., Gaussin J.F., Van Ginckel R., Darro F., Kiss R., Salmon I., Development of a chemoresistant orthotopic human nonsmall cell lung carcinoma model in nude mice: analyses of tumor heterogenity in relation to the immunohistochemical levels of expression of cyclooxygenase-2, ornithine decarboxylase, lung-related resistance protein, prostaglandin E synthetase, and glutathione-S-transferase-alpha (GST)-alpha, GST-mu, and GST-pi. Cancer 2004; 101: 1908-1918.

Mathieu V., Le Mercier M., De Neve N., Sauvage S., Gras T., Roland I., Lefranc F., Kiss R., Galectin-1 knockdown increases sensitivity to temozolomide in a B16F10 mouse metastatic melanoma model. J Invest Derm 2007; 127: 2399-2410.

Mathieu V., De Nève N., Le Mercier M., Dewelle J., Gaussin J.F., Dehoux M., Kiss R., Lefranc F., Combining bevacizumab with temozolomide increases the antitumor efficacy of temozolomide in a human glioblastoma orthotopic xenograft model. Neoplasia 2008; 10: 1383-1392.

Miao S., Ross Y.H., Crystallization kinetics and X-ray diffraction of crystals formed in amorphous lactose, trehalose, and lactose/trehalose mixtures. J Food Sci 2005; 70: E350-E358.

Molina J.R., Adjei A.A., Jett J.R., Advances in chemotherapy of non-small cell lung cancer. Chest 2006; 130: 1211-1219.

Molina J.R., Yang P., Cassivi S.D., Schild S.E., Adjei A.A., Non-small cell lung cancer: epidemiology, risk factors, treatment, and survivorship. Mayo Clin Proc 2008; 85: 584-594.

Müller R.H., Jacobs C., Kayser O., Nanosuspensions as particulate drug formulations in therapy. Rationale for development and what we can expect for the future. Adv Drug Deliv Rev 2001; 47: 3-19.

Nakajima J., Pulmonary metastasis: rationale for local treatments and techniques. Gen Thorac Cardiovasc Surg 2010; 58: 445-451.

NCCLS, NCCLS evaluation protocols SC1-B, National committee for clinical laboratory standards, Villanova, 1992.

NCI-CTC, 1999. National Cancer Institute - Common Toxicity Criteria Manual, version 2, 1999 *http://ctep.cancer.gov/protocolDevelopment/electronic_applications/ctc.htm*

Newlands E.S., Blackledge G., Slack J.A., Goddard C., Brindley C.J., Holden L., Stevens M.F., Phase I clinical trial of mitozolomide, Cancer Treat Rep 1985; 69: 801-805.

Newlands E.S., Blackledge G.R., Slack J.A., Rustin G.J., Smith D.B., Stuart N.S., Quarterman C.P., Hoffman R., Stevens M.F., Brampton M.H. et coll., Phase I trial of temozolomide (CCRG 81045: M&B 39831: NSC 362856). Br J Cancer 1992; 65: 287-291.

Newlands E.S., Stevens M.F., Wedge S.R., Wheelhouse R.T., Brock C., Temozolomide: a review of its discovery, chemical properties, pre-clinical development and clinical trials. Cancer Treat Rev 1997; 23: 35-61.

Newman S.P., Principles of metered-dose inhaler design. Respir Care 2005; 50: 1177-1190.

Notter R.H., Lung surfactants – Basic science and clinical Applications. Marcel Dekker, New York, 2000.

Otterson G.A., Villalona-Calero M.A., Sharma S., Kris M.G., Imondi A., Gerber M., White D.A., Ratain M.J., Schiller J.H., Sandler A., Kraut M., Mani S., Murren

J.R., Phase I study of inhaled Doxorubicin for patients with metastatic tumors to the lungs. Clin Cancer Res 2007; 13: 1246-1252.

Paez J.G., Jänne P.A., Lee J.C., Tracy S., Greulich H., Gabriel S., Herman P., Kaye F.J., Lindeman N., Boggon T.J., Naoki K., Sasaki H., Fujii Y., Eck M.J., Sellers W.R., Johnson B.E., Meyerson M., EGFR mutations in lung cancer: correlation with clinical response to gefitinib therapy. Science 2004; 304: 1497-1500.

Parfitt K., Martindale - 32th edition. Pharmaceutical Press, London, 1999.

Pharmacopée européenne 7ème edition, 2011. *http://online6.edqm.eu/ep700/*

Phua G.C., Macintyre N.R., Inhaled corticosteroids in obstructive airway disease, Respir Care 2007; 52: 852-858.

Pilcer G., Vanderbist F., Amighi K., Preparation and characterization of spray-dried tobramycin powders containing nanoparticles for pulmonary delivery. Int J Pharm 2009; 365: 162-169.

Pilcer G., Amighi K., Formulation strategy and use of excipients in pulmonary drug delivery. Int J Pharm 2010; 392: 1-19.

Pilkiewicz F., Perkins W., Safe and effective methods of administering therapeutic agents. WO 2007/064658 A2.

Pneumotox, 2011. *http://www.pneumotox.com/*

Rami-Porta R., Crowley J.J., Goldstraw P., The revised TNM staging system for lung cancer. Ann Thorac Cardiovasc Surg 2009; 15: 4-9.

Rau J.L., The inhalation of drugs: advantages and problems. Respir Care 2005; 50: 367-382.

Répertoire commenté des medicaments, 2011. *http://www.cbip.be*

Restrepo R.D., Use of inhaled anticholinergic agents in obstructive airway disease. Respir Care 2007; 52: 833-851.

Reynolds S.D., Malkinson A.M., Clara cell: progenitor for the bronchiolar epithelium. Int J Biochem Cell Biol 2010, 42: 1-4.

Robinson L.A., Wagner H. Jr, Ruckdeschel J.C., American College of Chest Physicians, Treatment of Stage IIIA non-small cell lung cancer. Chest 2003, 123: 202S-220S.

Ross W.P., Batista L.F., Naumann S.C., Wick W., Weller M., Menck C.F., Kaina B., Apoptosis in malignant glioma cells triggered by the temozolomide-induced DNA lesion O6-methylguanine. Oncogene 2007; 26: 186-197.

Rubin B.K., Air and soul: the science and application of aerosol therapy. Respir Care 2010; 55: 911-921.

Sakagami M., In vivo, in vitro and ex vivo models to assess pulmonary absorption and disposition of inhaled therapeutics for systemic delivery. Adv Drug Del Rev 2006; 58: 1030-1060.

Saleem A., Brown G.D., Brady F., Aboagye E.O., Osman S., Luthra S.K., Ranicar A.S.O., Brock C.S., Stevens M.F.G., Newlands E., Jones T., Price P. Metabolic activation of temozolomide measured in vivo using positron emission tomography. Cancer Res 2003; 63:2409-2415.

Sbirlea-Apiou G., Katz I., Caillibotte G., Martonen T., Yang Y., Deposition mechanics of pharmaceutical particles in human airways. In: Hickey A.J. (Ed.), Inhalation aerosols – Physical and biological basis for therapy - Second edition. Informa Healthcare, New York, 2007, pp 1-30.

Scheuch G., Kohlhaeufl M.J., Brand P., Siekmeier R., Clinical perspective on pulmonary systemic and macromolecular delivery. Adv Drug Deliv Rev 2006; 58: 996-1008.

Schiller J.H., Harrington D., Belani C.P., Langer C., Sandler A., Krook J., Zhu J., Johnson D.H., Comparison of four chemotherapy regimens for advanced non-small-cell lung cancer. N Engl J Med 2002; 346: 92-98.

Scott W.J., Howington J., Movsas B., American College of Chest Physicians, Treatment of stage II non-small cell lung cancer. Chest 2003, 123: 188S-201S.

Sdraulig S., Franich R., Tinker R.A., Solomon S., O'Brien R., Johnston P.N., In vitro dissolution studies of uranium bearing material in simulated lung fluid. J Environ Radioact 2008; 99: 527-538.

Sebti T., Développement et évaluation de formulations lipidiques à poudre sèche pour inhalation. Thèse présentée à la Faculté de Pharmacie, Université Libre de Bruxelles, Bruxelles, 2006.

Shah V.P., Tsong Y., Sathe P., Liu J.P., In vitro dissolution profile comparison – statistics and analysis of the similarity factor, f2. Pharm Res 1998; 15: 889-896.

Sharma S., White D., Imondi A.R., Placke M.E., Vail D.M., Kris M.G., Development of inhalational Agents for oncologic use. J Clin Oncol 2001; 19: 1839-1847.

Shealy Y.F., Krauth C.A., Montgomery J.A., Imidazoles. I. Coupling reactions of 5-diazoimidazole-4-carboxamide. J Org Chem 1962; 27: 2150-2154.

Shen F., Decosterd L.A., Gander M., Leyvraz S., Biollax J., Lejeune F., Determination of temozolomide in human plasma and urine by high-performance liquid chromatography after solid-phase extraction. J Chromatogr B Biomed Appl 1995; 667: 291-300.

Shevchenko I.T., Resnik G.E., Inhalation of chemical substances and oxygen in radiotherapy of bronchial cancer. Neoplasma 1968; 15: 419-426.

Simpson C.D., Anyiwe K., Schimmer A.D., Anoikis resistance and tumor metastasis. Cancer Lett 2008; 272: 177-185.

Smyth H.D.C., Saleem I., Donovan M., Verschraegen C.F., Pulmonary delivery of anti-cancer agents. In: Williams, R.O., Taft, D.R., McConville J.T. (Eds.), Advanced drug formulation design to optimize therapeutic outcomes. Informa Healthcare, New York, 2008, pp 81-111.

Smythe W.R., American College of Chest Physicians, Treatment of stage I non-small cell Lung carcinoma. Chest 2003, 123: 181S-187S.

Socinski M.A., Morris D.E., Masters G.A., Lilenbaum R., Chemotherapeutic management of stage IV non-small cell lung cancer. Chest 2003, 123: 226S-243S.

Soengas M.S., Lowe S.W., Apoptosis and melanoma chemoresistance. Oncogene 2003; 22: 3138-3151.

Son Y.J., McConville J.T., Development of a standardized dissolution test method for inhaled pharmaceutical formulations. Int J Pharm 2009; 382: 15-22.

Son Y.J., Mitchell J.P., McConville J.T., In vitro performance testing for pulmonary drug delivery. In: Smyth H.D.C., Hickey A.J. (Eds.), Controlled in delivery science and technology, Advanced in delivery science and technology. Springler-Verlag, New York, 2011, pp 383-415.

Stevens M.F.G., Hickman J.A., Stone R., Gibson N.W., Baig G.U., Lunt E., Newton C.G., Antitumour imidazotetrazines. 1. Synthesis and chemistry of 8-carbamoyl-3-(2-chloroethyl)imidazo[5,1-d]-1,2,3,5-tetrazin-4(3H)-one,   a novel broad-spectrum antitumor agent. J Med Chem 1984, 27: 196-201.

Storm G., Crommelin D.J.A., Liposomes: quo vadis ?. PSTT 1998; 1: 19-31.

Stupp R., Hegi M.E., Mason W.P., van den Bent M.J., Taphoorn M.J., Janzer R.C., Ludwin S.K., Allgeier A., Fisher B., Belanger K., Hau P., Brandes A.A., Gijtenbeek J., Marosi C., Vecht C.J., Mokhtari K., Wesseling P, Villa S., Eisenhauer E., Gorlia T., Weller M., Lacombe D., Cairncross J.G., Mirimanoff R.O., European Organisation for Research and Treatment of Cancer Brain Tumor and Radiation Oncology Groups, National Cancer Institute of Canada Clinical Trial Group, Effects of radiotherapy with concomitant and adjuvant temozolomide versus radiotherapy alone on survival in glioblastoma in a randomized phase III study: 5-year analysis of the EORTC-NCIC trial. Lancet Oncol 2009; 10: 459-466.

Suryanarayanan R., Rastogi S., X-ray powder diffractometry. In: Swarbrick J., Boylan J.C. (Eds.), Encyclopedia of pharmaceutical technology - Second edition. Marcel Dekker, New York, 2002, pp 3005-3019.

Takada S., Principles of chemotherapy safety procedures. Clin Tech Small Anim Pract 2003; 18: 73-74.

Telko M.J., Hickey A.J., Dry powder inhaler formulation. Respir Care 2005; 50: 1209-1227.

Thiringer G., Svedmyr N., Comparison of infused and inhaled terbutaline in patients with asthma. Scand J Respir Dis 1976; 57: 17-24.

Thompson D.C., Pharmacology of therapeutic aerosols. In: Hickey A.J. (Ed.), Pharmaceutical inhalation aerosol technology - Second edition. Marcel Dekker, New York, 2004, pp 31-64.

Tiseo M., Bartolotti M., Gelsomino F., Bordi P., Emerging role of gefitinib in the treatment of non-small-cell lung cancer (NSCLC). Drug Des Devel Ther 2010; 25: 81-98.

Ugwu S., Radhakrishnan V., Ihnat P., Witchey-Lakshmanan L., Pharmaceutical formulations of antineoplastic agents, in particular temozolomide, processes of making and using the same. WO/2003/072082.

Vanbever R., Mintzes J.D., Wang J., Nice J., Chen D., Batycky R., Langer R., Edwards D.A., Formulation and physical characterization of large porous particles for inhalation. Pharm Res 1999;16: 1753-1742.

Verschraegen C.F., Gilbert B.E., Loyer E., Huaringa A., Walsh G., Newman R.A., Knight V., Clinical evaluation of the delivery and safety of aerosolized liposomal 9-nitro-20(s)-camptothecin in patients with advanced pulmonary malignancies. Clin Cancer Res 2004; 10: 2319-2326.

Pilcer G., Wauthoz N., Amighi K. Lactose characteristics and the generation of the aerosols. Adv Drug Deliv Rev 2012; 64:233-256

Weibel E.R., Morphometry of the human lung. Springer-Verlag, Berlin, 1963, pp 1-151.

Wittgen B.P., Kunst P.W., Perkins W.R., Lee J.K., Postmus P.E., Assessing a system to capture spray aerosol during inhalation of nebulized liposomal cisplatine. J Aerosol Med 2006; 19: 385-391.

Wittgen B.P., Kunst P.W., van der Born K., van Wijk A.W., Perkins W., Pilkiewicz F.G., Perez-Soler R., Nicholson S., Peters G.J., Postmus P.E., Phase I study of aerosolized SLIT cisplatin in the treatment of patients with carcinoma of the lung. Clin Cancer Res 2007; 13: 2414-2421.

Yano T., Shojii F., Maehara Y., Current status of pulmonary metastasectomy from primary epithelial tumors. Surg Today 2009; 39: 91-97.

Zou Y., Fu H., Ghosh S., Farquhar D., Klostergaard J., Antitumor activity of hydrophilic paclitaxel copolymer prodrug using locoregional delivery in human orthotopic non-small cell lung cancer xenograft models. Clin Cancer Res 2004; 10: 7382-7391.

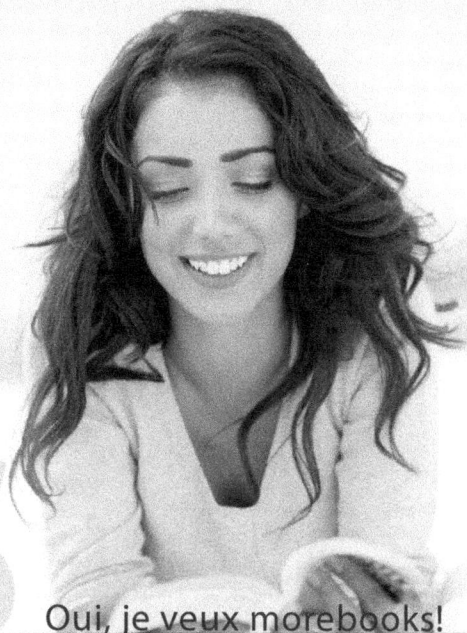

www.ingramcontent.com/pod-product-compliance
Lightning Source LLC
Chambersburg PA
CBHW021058210326
41598CB00016B/1245